精神科医Tomyの心が凹んだときに読むクスリ

精神科医Tomy

JN080407

三笠書房

文庫化によせて

みなさま、アテクシは精神科医Ｔｏｍｙと申します。

日本のどこかの某《ぼう》クリニックで日々診療をする中、コラムニストとして活動しております。

最近では、二〇一九年六月より「楽に生きるためのヒント」をつぶやいたツイッターが半年で十三万フォロワーを超え、現在は二十万フォロワーを超えるまで伸びています。

この本は、アテクシの記念すべき著作第一冊を文庫化したものになります。

アテクシの幼少期、父の教育方針は「ゲームは一切買わない。その代わり、本はいくらでも買ってやる」というものでした。おかげでアテクシはヒマさえあれば本屋に行き、いろんな本を探すのが大好きな子どもになりました。そんなアテクシは、気がつけば「作家になりたい」と考えるようになっていました。

しかし、父が医者だったこともあり、アテクシは医師の道へ。そんな中でも、小さな頃に抱いた夢は、心のどこかにありました。そんなアテクシが本を出すきっかけとなったのは、二〇一〇年より始めたブログでした。


当時はブログが大人気で、人気ブログの一部は書籍化されていました。アテクシもそれに憧れて「ゲイの精神科医Ｔｏｍｙのお悩み相談室」というブログを始めました。

当時はおネエブームが始まっており、アテクシもおネエ口調でブログを書くことを意識しました（みなさまには申し訳ないのですが、アテクシはゲイではありますが、ふだんは、おネエ口調では話しておりません)。

このときに、一人称が「アタシ」ではありきたりだなと思い、「アタクシ」をちょっと捻《ひね》って「アテクシ」が誕生しました。


こうして始めたブログは、三カ月ぐらいで一日六万PVにまで成長したのです。

それから一年後、アテクシは名刺をつくって出版社にあちこち売りこみをかけました。「これはもしかして、いけるかもしれない」と思い、アテクシの初の単行本『おネエ精神科医のウラ診察室』が出版されることになりました。

残念ながら、単行本は絶版となってしまいましたが、今回、三笠書房さんにお声をかけていただき、再び文庫として蘇《よみがえ》ることになりました。

アテクシにとっても思い入れの深い作品であり、大変嬉しく思っております。

アテクシの初めての著書でもあり、荒削りの部分はありますが、あえてそのままの形にしております。また今では古臭く見える記述もありますが、当時の時代背景を想像しながらお楽しみいただけたらと思います。

では二〇一二年、デビューしたての「Ｔｏｍｙワールド」にタイムトリップいたしましょう。

精神科医Ｔｏｍｙ

はじめに――人生の「お悩み」にゲイの精神科医がお答えするわ！

みなさん、はじめまして。

アテクシはＴｏｍｙと申します。そしてアテクシは精神科医でゲイですの（ちなみに「アテクシ」というのは、アテクシの口グセで自分のこと。「ワタシ→アタシ→アタクシ→アテクシ」というわけ）。

最近は、おネエと言ったほうがわかりやすいのかしら。こんな口調ですが、れっきとした男でございます。

アテクシは病院勤務の傍《かたわ》ら、合間にブログ「ゲイの精神科医Ｔｏｍｙのお悩み相談室」で、日々みなさまからのお悩みにお答えしていますわ。そりゃもう、仕事のことから、恋愛、親子関係、人生など、何から何までネ。

ブログを始めた当初は、結婚しなきゃいけないんだろうかとか、田舎暮らしは結構大変だとか、時間が経《た》つのは早いだとか、日記のようにツラツラと書いているだけだったわ。

今読み返すと……ヒャダ！　まるで別人のように暗い内容！

でも途中から持ち前のサービス精神が出てきて、どうせ書くなら面白いものを書いてみようという気持ちがムクムクと湧いてきたのよ。そんなところに相棒ジョセフィーヌ（アテクシの実在のパートナー。同じく精神科医で天然キャラ）が一言アドバイスをくれたの。

「お悩み相談やってみたら？」

これだ！　と思ったわ。

医師がメールで医療相談をするサービスはあるけれど、有料なことが多い。それに、当たり障《さわ》りのないことしかアドバイスできないし、最後は「診療を受けてみてください」としか言えない。

でも、Ｔｏｍｙという名前でなら、そして、医療相談ではなくお悩み相談という形なら、思い切って相談に乗ることができる。自分の知識や経験も生かせるし、面白くて役に立つものができると思ったの。

こうして「ゲイの精神科医Ｔｏｍｙのお悩み相談室」が誕生したのよ。うまくいくかわからなくて、ドキドキしながら始めたんだけど、気がついたら、毎日たくさんのお悩みが寄せられるようになっていたわ。

アクセス数も最高で一日六万ＰＶ、平均で一カ月あたり五十万～百万ＰＶ程度見ていただけるようになりました。

ブログを通じてみなさまからのお悩みに答えるうちに、ふと感じたことがあるわ。

「お悩み相談は、診察より効果的な部分があるかも」と。

実際、お悩み相談の回答に対していただいた読者のみなさまからのお礼のメールやコメントを読ませていただくと、日々の精神療法や、カウンセリングでもなかなか伝わらないことが、すんなりと伝わっていることに気がついたの。しかも、一人ではなく、たくさんの読者に。

「ゲイの精神科医Ｔｏｍｙのお悩み相談室」には、ブログ読者の方々とアテクシの双方向からの「気づき」がたくさん詰まっています。アテクシは「生きる上での気づき」をブログに書き、その反響でさらに自分も気づかされました。このブログは、アテクシと読者の方々がともにつくり上げたようなものだわ。

この本の中には、ブログのエッセンスを、ふんだんに詰めこんで書き下ろしております。

お悩みエピソードは、わかりやすく伝えるため、フィクションとして新たに書き起こしたものです。もしあなたが、何かに行き詰まっているなら、ぜひ、手に取って読んでいただきたいわ。大きなヒントが得られること間違いなしよ！

といっても、真面目なだけじゃ、つまらない。アテクシのパートナー、ジョセフィーヌをはじめ、場末のゲイバーのMママ、腹が立つぐらいモテまくりのミヤコ、そのほかにもダボ美、ゲフ子、ザザ美などたくさんのおネエキャラに登場してもらい、各パートを盛り上げております。

それでは、みなさま、面白くって、とってもためになる、「Ｔｏｍｙワールド」へいざ出陣よ！

※「ゲイの精神科医Ｔｏｍｙのお悩み相談室」は、現在タイトルが「精神科医Ｔｏｍｙのお部屋」になっております。

もくじ

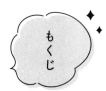

1章 誰にも「しんどいとき」って、あるわ

……目の前の人に振り回されない方法

2章

弱い自分のまま楽に生きましょ!

……がんばるのも、ほどほどにね

3章

色恋沙汰と夫婦の悩み
……気持ちがつながるコツって、あるのよ

4章

親に認められなくても、自分の人生を生きるのよ！
……「あるがまま」って、素敵なことなの

5章

人生の〝なんとなく不安〟をぶっとばしなさい！

……折れない、くじけない心のつくり方

1章

誰にも「しんどいとき」って、あるわ

……目の前の人に振り回されない方法

1 相手の心に言葉を届けたいなら「アイメッセージ戦略」よ！

どんな職場でも人間関係って、とっても大変。職場の悩みのほとんどが、人間関係じゃないかしら？　たとえば、ありがちなこんな光景よ。

F子は、入社三年目。自分の仕事もあるし、後輩も指導しなきゃいけないし、上から下からの板ばさみ。〝いっぱい・いっぱい〟になりやすい、ビミョーなお年頃なの。

さて早速、新人のS美の指導に当たることに。S美は、ちゃんと言ったはずなのに、あれもできない、これもできない。まさかと思うようなミスをしでかしたりして、ついつい、き――――っとなるF子。

「ちょっとおおおお、あなたはこんなこともできないの？」

そうすると、むっとしたS美も言い返す。

「先輩、私だって、一生懸命やってるんです」

「な――――に――――、口答えするわけ――――」

……もう最悪よね。

人の心には「自尊心」ってものがあるの

こういうとき、いい方法があるのよ。

それは**「アイメッセージ戦略」**。

簡単に言うと、他人に言葉を伝えるとき、「私は○○だ」というメッセージを意図的に使うことなの。

逆に、「あなたは○○だ」というのが**「ユーメッセージ」**。

「あなたはこんなこともできないの？」

これはユーメッセージ。「あなたは○○です」という言い方には、相手を責めたり、「こうしなさい」という指示が入ってたりするの。

人の心って、自尊心があって、それを守ろうとするじゃない。だから、こういう一方的な言い方をすると反発されて、聞き入れてもらえないのよね。

じゃあ、アイメッセージはどんなものかというと、

「あなたが、こういうふうにしてくれると、私も助かるわ」。

ね？　こう言われると、新人ちゃんも、

「あ、すいません。気が利《き》かなくて。今度から気をつけます」

って素直な気分になるの。直接「あなたは○○だ」って言うより、よっぽど相

手の心に届くのよ。
ちなみに、「偽りのアイメッセージ」もあるので要注意。たとえば、おネエのダボ美とゲフ子がゲイバーでこんな会話をしていたとするわね。

ダボ美「何、この無表情なオンナ？」
ゲフ子「はあ、アンタはオカメのくせに」
ダボ美「なんですって！」

ダボ美が「あなたは無表情なオンナだ」というユーメッセージを送ったがために、この後、殴り合いのケンカになってしまったのよ。
そこで、アイメッセージに変えてみるわね。

ダボ美「アタシはアンタのこと無表情だと思う」

ゲフ子「はあ、アタシにはアンタがオカメにしか見えないけど」
ダボ美「なんですって!!」

あれ？　やっぱり殴り合いのケンカになっちゃったわ。これ、何がいけないかというと、「アタシはアンタのこと無表情だと思う」が原因よ。
この言い方、実は「アタシは……と思う」とつけ加えているだけで、結局言ってることは相手への非難、つまり「ユーメッセージ」なのよ。「アイメッセージ」に見せかけただけなのね。

真のアイメッセージとは、こういうのよ。

ダボ美「もっと笑顔をつくるようにすると、さらにチャーミングになるとアタシ思うわ」
ゲフ子「ありがとう!!!　アタシがんばってみるわ」

ほら、とってもいい感じでしょ。

アイメッセージを攻略すれば、人間関係も円満、あなたの評価は急上昇。いいことだらけよっ。

2 ストレスから「逃げる」より「共生する」方法を覚えることね

仕事って、どんな仕事でも大変よね。

思いもよらないことが起きたり、上司に叱《しか》られたり、部下が言うことを聞かなかったり。苦手な人もいるし、やりたくない業務もあるわ。朝早く出社して、家に帰ったらグッタリ。

「ああ、なんて今の仕事はつらいんだろう。もうイヤ！」なんて思うことも、たくさんあるわよね。

派遣社員として事務の仕事をしているYさん（二十八歳）。病院の事務、インテリア会社の受付、書店の店員など、今までに何度も職場を転々として、三カ月前に現在の職場に入りました。

Yさんは仕事が増えてきたり、残業しなきゃいけなかったり、思いもよらぬクレームが入ったり、職場に相性の悪い人間が入ってきたりすると、「つらい、なんだか違う」と考えて仕事をやめてしまうの。

今も十歳年上の先輩に、言葉遣いやちょっとしたことで毎日のように注意を受け、苦痛に感じてきているとのこと。

アテクシはYさんにこう言ったわ。

「仕事なんてつらくて当たり前じゃない。自分の時間が拘束《こうそく》されるし、イヤなこともやらなきゃいけない。つらいことをやっているからこそ、その対価としてお給料をもらえるのよ」

すると、彼女はこう答えるの。

「職場を変わった当初は、すぐにやめるつもりじゃなかったのに、しばらくするといろいろ出てくるんです。ストレスになることがイヤなんです」

確かに世の中には、もっと楽な仕事もあるかもしれない。でも、それを追い求め続けることが、本当の意味で楽な生き方なの？

◇◇つらい出来事を「かわす技」を身につけて！

Yさんが、そういう考え方で生きている限り、常に「もっとストレスのない仕事があるんじゃないか」と気になって、転職を繰り返すことになってしまう。すでにそういう状況になっているでしょ。

高いところから低いところへと流れることは、とっても簡単なんだけど、最後には行き場のない淀《よど》んだ水溜まりにしかたどりつかない。そこもいずれ干上がってしまうのよ。

それと同じように、ストレスやつらいことを回避し続けると、最後は行き詰まってしまうわ。そういったものに立ち向かうことで得られるスキルの積み重ねがなくなってしまうからよ。また、回避し続けるうちに、本来、備わっていたはずの能力もどんどん失われていってしまうわ。

アテクシからのYさんへのアドバイスは、こうよ。

「つらいとき、最終的には環境を変える、ストレスから逃げるという方法もあるけれど、ひたすら逃げるというのでは、いずれうまくいかなくなるでしょ。
たとえば、ストレス発散で遊びに行くのもいいし、友達とグチるのもいい。もちろん、仕事のやり方を見直すとか、失敗のないよう勉強するとかでもいい。どんな方法であれ、**ストレスから逃げるのではなく、ストレスをかわす**ようにしてみたら？」

結局ストレスなく生きている人なんていないのよね。**ストレスとは共生**していかなきゃいけないのよ。

それでもどうしても仕事がつらくてイヤになっちゃったときは、大声で叫んでみましょう。

「仕事なんて、つらくて当たり前！」

誰だって仕事はつらいものだってわかったら、ちょっとはスッキリするかも。

でも、このアドバイスは、ゲイバーのMママには教えないことにするわ。教えたら絶対、閑古鳥《かんこどり》が鳴いている店の中で、

「仕事なんて、つらくて当たり前！」

と叫ぶMママの姿が容易に想像できるんですもの。客がよけい逃げていくわよ。

みなさん、叫ぶときはお一人で、自宅でやってくださいませ。

3 最初から「やりたいこと」を仕事にできる人って、いないわよ？

今回も転職を繰り返している男性、Hさん（二十九歳）についてお話しするわ。Hさんも、IT企業、番組制作会社、イベント会社など何度も職場を転々とし、現在は広告会社で働いているの。

前回のYさんに似ているけれど、違う点があるわ。Hさんはコミュニケーション能力も高くて、仕事もかなりできる人。でも、しばらくすると「この職場では自分を生かせない、ちゃんと認めてもらっていない」と考えてやめてしまうの。

Yさんはストレスがたまってやめるのだけど、Hさんは自己実現できていないと思ってやめてしまうのよ。

「仕事の楽しさ」は続けてみないとわからない

「自分のやりたいことを仕事にする」

巷《ちまた》でよく聞くフレーズだけど、最初からこんなことができる人って、いないんじゃない？

世の中のほとんどの人は、自分のやりたいことを仕事にするどころか、自分が何をやりたいかもわかっていないの。

仕事で自己実現はできるかもしれないけれど、「自分探し」と「仕事」を一緒にしてはいけないのよ。「これは本当に私のやりたいことじゃない」なんて言っていたら、仕事なんかできないわ。

Hさんは、現在の職場でも「何か違う」と感じているようなの。アテクシはH

さんにこうアドバイスしたわ。

「そんなことを言っているヒマがあったら、まず仕事をしてみましょうよ。あなたに与えられた、目の前の仕事を。じっくりやらないことには、その仕事の本質は見えてこないじゃない。

本質が見えていないのに、それがあなたのやりたいことかどうかなんて、わからないわ。

あなたはちゃんと能力があって、何がしかの人物になれると思う。でも今までのパターンだと、実る前にやめてしまう。同じパターンから抜け出さないと。

もし、最終的にあなたのやりたいこととは違ったとしても、ここで身についたことは決してムダにはならないと思うわ。今回はもうちょっと、がんばってみなさいよ」

自分のやりたいことを仕事にしている人は、確かに存在するわ。でも、それは偶然与えられた幸運なんかじゃない。そこに至るまでに、様々な仕事をこなして、努力し、考え抜き、自分の責任で行動してきたからこそ到達できたのよ。

感覚的に「合う、合わない」だけで判断してしまうと、自分のやりたい仕事を探して延々とさまよい続けることになるわ。そうしているうちにも、刻々と時間は過ぎていくの。

結局、Hさんは今の仕事を続けていきました。もともと能力の高いHさん、順調に仕事ぶりが認められて一つの部署を任されるまでになったわ。

後にHさんはこう言ったわ。

「今の仕事が楽しくなってきました。僕は、これから認められるというときにやめてしまっていたんですね。要領よくしてきたつもりが、遠回りだった」

あ、そうそう。このアドバイスは、実はゲイバーでの会話がヒントになったの。例の場末のゲイバーのMママがね、店で若いオトコにこんなふうに説教してたのよ。

「はあ？　『いいオトコと付き合えない』ですって？　最初から自分のイケてるオトコと付き合えるオカマなんていないわよ。だいたいアンタ、自分のタイプがどんなオトコなのかもわかってないでしょ？　そんなことを言っているヒマがあったら、まず目の前のオトコと付き合ってみなさいよ。

アタシね、実はアンタのことイケるクチなんだけど、とりあえずアタシと付き合ってみない？　アタシふだんはオトコ絶やしたことなんてないんだけど（Ｔｏｍｙ注：絶対ウソ）、たまたま今は一人なのよね……（以下略）」

まあ、説教じゃなくて、説教のフリしたタチの悪いナンパだったんですけどね。

「自分のイケてるオトコ」の部分をそっくりそのまま「自分の本当にやりたい仕事」に変えたら使えるじゃないってハナシよ。

4

怒られるのって「愛されてる証拠」なのよ

最近、よくあるのが、「仕事で怒られて以来、職場に行くのが苦痛になった」と訴えるパターン。もちろん、必要以上に責められるタイプの怒られ方もあるのだけれど、**基本的には怒られるのは幸せなこと**なのよ?

子どもの頃は怒ってくれる人はいっぱいいるけれど、大人になったら、なかなかそういう人はいないわ。怒られる代わりに、相手にされなくなる。

たいていの場合、怒るという行為の下地には愛情があるのよ。

救いようがなければ、怒る気にもなれないわ

確かに怒られると、悔しいし、恥ずかしいし、悲しいこともあるわ。けれども、怒られたからイヤだとそこで立ち止まっていては、とてももったいないじゃない。もしかしたら、あなたに成功してもらいたい、成長してもらいたい、そういう気持ちがあるのかもしれないわ。

たとえば、地方銀行員のMさん（二十七歳）。ノルマはちゃんと達成するし、がんばり屋で割と出世株と見なされている。でも、一度顧客のおばあさんをひどく怒らせてしまい、クレームが入ったの。それで上司がMさんを呼び出して叱ったのね。

Mさんは、それから食欲をなくしてしまい、眠れなくなってしまった。「もう仕事に行きたくない」と言うようになったのね。

アテクシはMさんに聞いたわ。

「どうして、怒られたの？」

「いや、さっきも言ったように顧客からクレームが入ったからですよ」

「なぜ、クレームが入ったのかしら」

「ええと、外貨預金のノルマがあったので、それを少し強引にすすめてしまったんです。上司は『顧客の視点に立って考えろ』と」

この言葉を聞いて、アテクシは言ったわ。

「それは貴重なアドバイスじゃない？」

と。そうしたら、Mさんは黙ってしまったのよ。


怒られるということは、そこに成功と成長のヒントがあるかもしれないということよ。もしそれを知ろうとしなければ、そのうち何も言われなくなるでしょう。でも、それはあなたが、「どうでもいい存在」になったからよ。

怒られることと、怒られないこと、どちらが本当につらいかしら？

だから、怒られたときは、まず「なぜ怒られたか」を考える必要があるのよ。

八つ当たりのような怒られ方なら気にすることはないし、**愛情のこもった怒られ方なら素敵なアドバイスをもらったことになるわ。**


アテクシはこう続けたわ。

「上司にしてみれば、怒るのも労力を使うこと。わざわざあなたを怒ってくれるわけだから、期待されてるんじゃない。落ちこむことは何もないわ」

「ああ、僕はこんなことで怒られてはやっていけない、そういう気持ちだけで頭がいっぱいでした。それもそうですね」

Mさんは、その後数日で食欲も回復してよく眠れるようになり、特に引きずることなく元気になっていったわ。


ところで最近、Mママのところに新入りの子が入ってきたのね。タケシという子なんだけど、ほんとにドン臭くてMママに怒られてばっかり。あんまり落ちこんでるから、「怒られるのは愛情があるからよ！」ってカツを入れてあげたの。
それで元気になったから、よかったよかった、って思ってたんだけどサ。
この間飲みに行ったときに、Mママにこんなことを聞かれたのよ。

Mママ「アンタ、もしかしてタケシに変なこと吹きこんでない？」
アテクシ「あら、なんで？」
Mママ「この間もグラス割ったり、客のお見送りしなかったりでグチグチ怒ってたのよ。そうしたらタケシったらヘラヘラ笑って『ボクのこと、本当は好きなんですよね。でも彼氏できたんです。困るなあ』ですって。気持ち悪いったらありゃしない。だいたい、こういうときって、アンタが原因なのよね」

よけいなこと言ったかしら、ネエ？

5 イヤな相手をサラッと受け流すいい方法があるわ

世の中どこにでも「イヤなヤツ」っているわよね？

プライベートなお付き合いなら、イヤなヤツとは接触しないようにすればいいだけの話。でも、仕事だとそうもいかない。まして上司や取引先なら、なおさらのこと。

たとえば、会社員のCさん（二十三歳）のケース。

現在、部品加工会社の事務員として勤めて四年目になります。一年前に職場に新しく四十歳ぐらいの女性が入ってきました。その人は本当に噂《うわさ》好きで、いつも誰かの悪口を言っています。特に私のことが気に入らないのか、いちいち突っかかってくるのです。そのせいで、だんだん会社に行くのがつらくなってしまいました。

たとえば、新しいカバンで出勤すると「あんないいブランドもの持っちゃって、若いくせに結構もらってんでしょ」などと言われます。ほかにも放っておいてほしいのに、「ちょっと化粧が濃いんじゃないの」「そんな受け答えで、よく仕事になるわね」などとニヤニヤしながら大きな声で言うのです。

だんだん耐え難くなってきて、会社を休みたいほどです。どうしたらいいんでしょうか?

こういうとき、どうすればいいかというと、相手にしないこと。ただ淡々と、ケンカもせず、逃げもせず、職場の同僚として接する。心の中でスルーするということよ。

「早くいなくなってほしい」と思うと、会社に行くたびに、「まだコイツいるのか」と考えるようになるの。かえってストレスになるわ。

それに、もし彼女が職場からいなくなっても、一定の確率でイヤなヤツはまた入ってくるものよ。そのたびにストレスを感じていたらキリがないわ。

ここは一つ、イヤな人も仕事のスパイスと割り切るのよ。

でも、どうしてもそれができない人のために、最後の手段を教えるわ。それは**「ラベリング効果」**を利用すること。

「ラベリング効果」で自分に暗示をかけてみて

ラベリング効果とは、「あるものごとに特別な呼び名をつけることで、そのものごとに関する印象に影響を及ぼすこと」よ。簡単に言えば、レッテルを貼《は》ることで暗示をかけ、特別な印象を与えてしまうこと。

血液型性格判断も、この類《たぐい》ね。たとえば「自分はA型だ」と思うことで、A型の行動パターンや考え方が身に染みつくようになるの。

病院に行って、「正常です」と言われれば元気な気分になり、「ちょっと肝機能が悪いかな」と言われれば、自覚症状などあるはずのない値だったとしても、なんとなく体調が悪く感じてしまうわ。

では、このラベリング効果をどう応用するかというと、**イヤな人には心の中でニックネームをつけてしまう**のよ。

人前で緊張する人に「観客はカボチャやジャガイモだと思いなさい」とよくアドバイスをする人がいるけれど、あれと同じね。「ミス・カボチャ」や「ミスター・ジャガイモ」からイヤなことをされても、なんとなく受け流せるでしょ。

またニックネームをつけることで、「大したことじゃない」と自分に思わせる効果もあるのよ。

ただ一つ、この方法を使うときは他言しないこと。あくまで、自分の心の中だけにとどめておくことよ。そして、本人の身体的な特徴をあげつらったりしないこと。一歩間違えると、いじめの構造になってしまうから。

どうしても我慢できない人がいて、スルーできないときにこっそり使うだけにしてね。

ちなみに、ラベリング効果についてはアテクシ、こんな思い出があるのよ。ずっと両親から、自分の血液型がA型だと聞かされていたアテクシ。ある日、大学の授業で血液型判定実習をしてみてビックリ。

何度やってもA型じゃなく、O型になるの。

A型と両親が思いこんでいただけで、実はO型でした。それ以来、今まできれいだった自分の部屋や机が本当に汚くなってきたわ。

ラベリング効果は、案外あなどれないわよ。

6 人生は長距離マラソン。「ペース配分」が大切よ

生きているのは、波打ち際《ぎわ》にプカプカ浮いているようなもの。次から次へと課題がやってくるわ。それこそが、人生の醍醐味《だいごみ》と言えるでしょうね。

そんな中、上手に課題をこなして、どんどん成長していく人間と、課題が来るたびにおぼれそうになる人間がいるわ。

もちろん、誰もが前者になりたいと思うでしょう。

実は上手に課題をこなす人間には、得意なことがもう一つあるのよ。

それは、**「今の自分に不要な課題をつくらない」**ことよ。

課題って、探そうと思えば、いくらでも見つかるもの。でも、よくよく考えたら、わざわざつくらなくてもいい課題があるの。

たとえば、居酒屋チェーンの店長、Sさん（二十七歳）。もともと、バイトとして今の店に入ったんだけど、働きぶりが認められて正社員となり、店長を任されるようになったの。

バイトや、ほかの社員をまとめあげ、店がうまく回転するように切り盛りしなきゃいけないんだけど、なかなかうまくいかないのよ。バイトもあまり思うように動いてくれず、レジ打ちや片づけなど、本来ならやらなくてもいいことまで、全部自分でやることに。

彼はだんだん仕事が〝いっぱい・いっぱい〟になって、疲れてきたわ。

「もう、ちょっと今の仕事を続けるのはムリかなあ、と思ってるんです」

アテクシは言いました。

「あなたの今の課題は、人をうまく動かすことじゃないのかしら？」

「そうですけど、僕が言ったことをバイトがうまくできないことが多くて。そうすると、ついつい自分が動いてしまうんです」

「きれいに片づけることとか、テキパキとレジを打つことなんかは、今のあなたの課題じゃないわよ。『人をうまく動かすこと』だけに徹したらどうかしら？あれもこれもあなたの責任でやらなきゃいけないと思うから、〝いっぱい・いっぱい〟になるのよ」

それって「自分の理想の生き方」に必要なこと？

常に何もかもができる人間になる必要はないの。というより、すべてがこなせる人間なんて、ロボットよ。ロボットになりたいわけじゃないんでしょ？

自分の理想とする生き方に必要、と思う課題をこなしていけばいいのよ。

そうでもしないと、あれこれ抱えこみすぎて、悩みすぎて、自分が何をやっていいのか、あるいは何をやっているのかわからない、ということにもなりかねないわ。

もちろん、だからといって、何もかも課題を避けていては、少しも成長できないけれども。

つまり、**一番大切なことは自分のペース配分をうまく調整すること**なのよね。よく人生を長距離マラソンにたとえるけれど、なるほどなあ、と思うわ。

ただ、そのためには必要なことがあるわ。それは何かというと、**自分がどうしたいのか、ちゃんと方針を決める**こと。

常に自分がどうしたいのか、考えて生きましょう。それがコツよ。

ところでアテクシね、最近までガムシャラにジム通いしてたの。仕事が終わると、筋トレして、走りこんで。ご飯も食べすぎないように注意して。

そうしたらね、頭の中が真っ白になって、診察中もボケーっとしちゃうし、ブログや本のネタが思いつかないし、時間もなくなっちゃって。

そんなときにジョセフィーヌに言われてしまったわ。

「アンタ、今さら体、磨きまくったって、どうせ若い子にゃ勝てないわよ。だいたいアンタがやりたいことって、ボディビルダーになることじゃないでしょ。別にアンタが多少ポチャだろうが、年をとろうが、アタシの気持ちが変わるわけじゃないんだから、ムダなことやめれば？」

すいません、ちょっとノロケてみたわ。

7 アドバイスのフリをした「他者攻撃」を見抜きなさい！

職場では、いろんな人からアドバイスをもらうわね。でも世の中には、「聞くべきアドバイス」と、「聞くべきではないアドバイス」があるわ。

いや、厳密に言うと「アドバイス」と「アドバイスのフリをした攻撃」ね。

アドバイスのフリをした攻撃は、あなたを傷つけるのが目的。だから、そういう発言をする人はスルーするのが一番よ。

じゃあ、「アドバイスのフリをした攻撃」の簡単な見分け方を教えるわね。

①「みんな、あなたがやる気がないって言ってますよ」

「みんな」という言葉を使うのは、とても卑怯《ひきょう》な人ね。「みんな」という言葉を使うことで、自分は責任を逃れられるんですもの。

しかも、周りの人全員が陰で自分の悪口を言っているような気分にさせるから、与えるダメージも大きいわ。

本当にあなたに忠告したいのであれば、このように言えばいいのよ。

「あなた、最近やる気がないように見えるけど、どうしたの？」

相手に忠告する権利は、自分の発言に責任を持つ人間にしか与えられないものよ。

自分の発言にすら責任の持てない人間の言葉なんて、無視なさいっ。

「みんな」と言われたら、すぐさま頭の中で「みんなって誰やねん！」とツッコミを入れてスルーしましょう。

②「それって、人としてどうなの?」

よく、いませんか? こういうセリフを吐く人。

イヤな上司がよく使う言葉ね。

職場なんだから、仕事の内容についてアドバイスや忠告をすべきなのよ。それを具体的に説明することもなく、「人としてどうなの?」と漠然と言うのね。

こういう場合、だいたい仕事の内容にはケチのつけようがないのよね。でも、なんだか虫が好かないから、こういう言い方をするわけ。

こんなもんは、アドバイスでも、忠告でもなんでもなく、ただの人格攻撃よ。「人としてどうなの?」と言われたら、「そういうあなたこそ、人としてどうなの?」と頭の中でツッコミを入れてスルーしましょう。

そうそう、もう一つ大事なことを忘れていたわ。あなた自身もこういう言葉遣いをしていないか、考え直してみてちょうだい。

もしうっかり使っていたら、すぐに直しましょうね。

最初はなんとなく使っていても、そのうち口グセになり、本当にイヤなヤツになってしまうものよ。

神は細部に宿る、と言うじゃない？

2章

弱い自分のまま楽に生きましょ！

……がんばるのも、ほどほどにね

8 うつとは「脳がフリーズした状態」ってことなの

最近、よく話題にのぼるうつ病。この病名を知らない人って、いないぐらいになってきたわね。でも、その実態をわかっていない人って、多いんじゃない？

アテクシはうつ病のことを患者さまに説明するときに、よくパソコンを例に出すわ。パソコンって、いろんな作業をたくさんやらせると、固まって動かなくなっちゃうわよね。

そう、フリーズするという状態ね。人間の脳も、高度な情報を処理するという意味ではパソコンみたいなものよ。だから、あまりたくさんの情報を処理させると、おっつかなくなって、脳がフリーズしちゃう。これが、うつ病の正体よ。

では、うつ病になると、どうなるのか？　具体的には、次のようなことが起きるわ。

「うつ病の症状」

・疲れていても眠れなくなる。
・食欲がなくなる。
・何をしていいのか考えがまとまらなくなる。
・意欲がなくなり、好きなことでも、興味が湧かなくなる。
・楽しい、嬉しいという感情がなくなる。
・不安でそわそわと落ち着きがなくなる。
・何もかも自分が悪いんだ、自分なんか迷惑な人間だから死んでしまったほうがいい、という気持ちになる。

また、どんな人がうつ病になりやすいかというと、簡単に言えば、いろんな仕事を抱えこんでしまう人よ。

「うつ病になりやすいタイプ」

・断ることができない。
・几帳面で大雑把《おおざっぱ》なことが許せない。
・常に「……しなきゃいけない」と考えてしまう。
・他人に任せることが苦手。
・非常に他人に気を使う。
・責任感が強い。

こういう人は、やらなければいけない仕事を常に抱えこんでいて、いつ脳がフリーズしてもおかしくないような状況に陥りやすいの。

とにかく「刺激のない環境でしっかり休む」ことが大切よ

じゃあ、うつ病の治療はどうするのかしら？

これも実はパソコンとおんなじなのよ。たとえば、パソコンがフリーズしたときって、どうやって直す？　再起動をかけて、待つでしょ。

人間の脳も同じなの。再起動をかけて、待つのよ。実は人間の脳って、時間が経てば自然に再起動がかかるようにできているの。だから、リセットボタンを探す必要はないわ。ただ待てばいいのよ。

でも、待つといっても、一つ条件があるわ。それは、**脳を使わない状態にする**ことよ。つまり刺激のない環境で、何も考えずに脳を休ませておく必要があるのね。

パソコンだって、おんなじでしょ？　再起動をかけている真っ最中に、キーボード連打とかしたら、ダメでしょ。だから、**うつ病の治療は「休む」ということ**なのね。

ちなみに、お薬も使うけれど、あくまでもお薬は補助として使うわ。

たとえば、抗うつ剤は、セロトニンなどの不足している脳内ホルモンを多くして早く回復させる効果があるの。再起動までの時間をより短くして、つらい症状を和《やわ》らげるというものね。

つまり、**うつ病治療の本質は、刺激のない環境でしっかり休むこと**なのよ。せっかく薬を使っても、同じように働き続けたら、なかなかよくならないの。

でも、脳が壊れたわけではなく、あくまでフリーズした状態だから、回復すれば元のように活動できるようになるのよ。

◇「新型うつ病」って、ご存じかしら？

うつ病になりやすい人は、ちょっと専門的な言葉だけど、「メランコリー親和型」の性格の持ち主。この性格が、うつ病を引き起こす大きな要因とされているわ。

ところが、最近ちょっと様相が変わってきたの。

「新型うつ病」というのをご存じかしら？

ここで、Ｂさんという人を例に挙げるわね。

Ｂさんは某携帯会社の窓口を担当している二十二歳の男性。あるとき、顧客からクレームがあり、そのことについて上司から注意されたの。すると翌日から、朝、職場に向かおうとすると頭痛、吐き気、めまいがするようになり、一日中気分が落ちこむようになったわ。うつ病ではないかと心配になり、アテクシの診察室にやってきたの。

話を聞いてみると、こんなふうだったわ。

・仕事をするのがつらく、何もやる気がしない。

・職場に行くと具合が悪くなり、仕事どころではなくなる。
・職場では食欲がないのに、職場を離れると普通に食べられる。
・睡眠はよく取れている。でも朝起きられず、しょっちゅう会社に遅刻している。
・休みの日はとても元気で、友達と遊んだり、ゲームをしたりして楽しんでいる。

しかも、積極的に休みを取りたがり、「職場のせいでこうなった、仕事が原因」と主張しているの。

やる気が出ない、気分が落ちこむ、Bさんの症状だけ見たら、うつ病に似ているわ。けれど、「うつ病になりやすいタイプ」と比べてみると実態はまったく逆よね。

よく考えてみて？　シンプルにものごとを見てみると、

「Bさんは仕事で怒られて、職場がイヤになった」

こういうことでしょ？　誰だって、怒られたりすればストレスになる。それが身体の症状として出ているものよ。

これが「新型うつ病」なの。

でもこれ、ちゃんと定義された診断名でもないし、定められた診断基準もないの。

抗うつ薬は「本当のうつ病」でないと効かないわ

Bさんに診断名をつけるとしたら、「適応障害」じゃないかとアテクシは思うわ。適応障害とは、環境に適応できないストレスで、心身に不調をきたす障害よ。でも、新型でもなんでもなく、従来からある診断基準よ。

ところが、うつ病の認知度が上がったために、自ら「うつ病の診断書をください」っていう方が増えているの。

残念ながら医療機関の中には、「この患者さんにとって本当に必要なことは何か」ということを考えずに、機械的にうつ病と判断し、漠然と休養させ、抗うつ薬を出すところもあるわ。


でも、抗うつ薬は、本当のうつ病でなければ効かないの。休ませるといっても、脳がフリーズしたわけではないから、仕事ができるようになるまで休ませる、という考え方では、いつまでたっても復帰できないのよ。

それは長い目で見れば、決して本人のためにもならないことだわ。

「壁にぶちあたっている」って、成長のチャンスでもあるわ

結局、Bさんのような人は自分がどう生きていきたいのか、そのためには何が必要で、どう筋道を立てていけばいいのか、ちゃんと考えなきゃダメなの。

「新型うつ病」という言葉によって現実の問題が消えるわけじゃないわ。

適応障害は、簡単に言えば、「壁にぶちあたっている」ということ。

でも**現実の壁というのは、自分が成長するいいチャンスでもある**のよ。

Bさんが「仕事のせいでこうなった」と言ったところで、何も解決しないわ。

たとえばクレームが来たのなら、なぜクレームが来たかを考えて、対処の仕方を学べばいい。「転んでもタダでは起きない、何かを学び取ってやるぞ」というように考えれば、クレームも、上司の注意も怖くなんかないと思わない？

つらいと思うから、つらいのよ。


とはいえ、理屈でわかっていても、なかなかすぐには考え方やものごとのとらえ方は変わらないわよね。今まで生きてきた中で、クセになってるんだもの。

でも、「自分で変えよう」と思えば、そのうち必ず変えられるわ。

アテクシたち精神科医が魔法のような方法で、誰かの人生を理想の生き方に変えることはできない。でも、二人三脚でサポートをすることはできるのよ。

9 「落ちこむ」ことも心の正常な機能の一つよ

一度イヤなことがあるといつまでも尾を引いて、そこから抜け出せない人っているわよね。

こんな方がいらっしゃったわ。中小企業で働くA子さん（二十七歳）。A子さんは、もともと小さなことでクヨクヨするタイプ。

たとえば、友達に「あなた、いつもトロいわよね」と言われたり、会社でちょっとしたミスで怒られたりするでしょ。そうすると、もう一週間ぐらいダメ。自分のすべてが拒否されたような気がして、「私はなんてダメなヤツだろう」と、憂鬱《ゆううつ》な気分が続くの。ときどき言われたことを生々しく思い出しては、さらに自分を追いこんで泣きたくなったりもするわ。

つらいときはクヨクヨしてもいいの

そんな性格なのに、A子さんは、ある日彼氏に、突然「ほかに好きな子ができた」と別れを告げられてしまったの。大学卒業以来、五年も交際していた相手だったから、A子さんは呆然《ぼうぜん》。仕事にはなんとか行けるけれど、それ以外は家に引きこもり気味になり、食欲も落ちて、眠りも浅く、目の下にいつもクマをつくるようになってしまったわ。

A子さんは、こんなセリフを言ったわ。

「早くこの悲しい気持ちを消そうと思うんです。でもダメなの」

これなのよ。実はいつまでもクヨクヨする人って、つらい気分をすぐに収めようとする。

でも、感情というのは穏やかになるまでに、どうしてもある程度の時間が必要なのよ。もし、そこでムダにエネルギーを使えば、かえって心の状態が悪くなるわ。

つらい。
↓早く立ち直らなきゃ、と考える。
↓期待どおりにつらさが解消できないと焦《あせ》る。
↓よけい、つらくなる。
こういうループにハマってしまうのよ。

A子さんみたいな方は、たいてい忘れてしまっているわ。

落ちこむことも、「心の正常な機能」だってことを。

◇◇「あるがまま」に身を委ねると楽になるわ

生きているからこそ、心にも波がある。落ちこむことができるから、元気になることもできるの。楽しいときを楽しいと、味わうことができるのよ。つらい感情をムリに排除しようとすると、かえって収拾がつかなくなるのよね。

波が大荒れのときに、ムリに立ち向かおうとしないこと。そういうときは、波間に浮かぶブイのように、身を感情に委《ゆだ》ねるほうがうまくいくわ。ムリに波に逆らうと、大岩だって崩れちゃいますものね。

「森田療法」という精神療法を考案した森田正馬《まさたけ》って方がいるの。この方は、こんな言葉を残しているわ。

「あるがままでよい、あるがままよりほかに仕方がない、あるがままでなければならない」

自分、自分の感情、自分の欲望、そういったものをあるがままに受け入れることで、不安を解消することができるという考え方なのね。本格的な森田療法になると、「あるがまま」を実践するために、入院して、食事・洗面・トイレ以外ずっと布団で寝て何もしないというところから始まるのよ。

さすがにA子さんにそれをやりなさい、とは言えないから、こんなアドバイスをしてみたの。

「A子さん、引きずっちゃうタイプなのはわかるけど、今までまったく回復しなかったことって、ある?」

「ううん……ないです」

「だいたいどんなときだって一週間ぐらいで、落ち着いてきたでしょ。今回も遅かれ早かれ、いずれは落ち着くと思うわ。今は落ち着かない時期だし、悲しい気分をムリに消そうだなんて思わなくてもいいと思うわ」

「そっか、そうですよね」

そうしたらA子さん、次回の診察のときにはスッキリした顔をしていたわ。「私、悲しい気持ちや、つらい気持ち、憂鬱な気持ちは悪いものだって思ってました。思い切り泣いてもいいんだって思ってそのとおりにしたら、意外と楽になりました。ありがとうございます」

A子さんの場合、つらい気持ちを力ずくで押さえこもうとしていたの。そこでよけいなエネルギーを使ってしまって、かえって回復が遅くなってしまっていたのね。「以前に比べてクヨクヨすることがなくなった」とおっしゃるようになったわ。

ところで、ミヤコというおネエがいるんだけどね。このオンナ、名うてのプレイガールで、たくさんの殿方と浮名を流しているのよ。この間、珍しくミヤコがゲイバーで一人で飲んでたのよね。

アテクシ「あら、ミヤコ。珍しい〜、今日はお一人?」

ミヤコ「あら、Ｔｏｍｙ！　ちょうどいいところへ。アタシ、もうどうしたらいいのかわからなくて、大声出して暴れたい気分なのっ」
アテクシ「どうかしたの？」
ミヤコ「今、少しオトコ少なめで、三股しかかけてなかったのに、ばれちゃって、全員にふられたのよ～。アタシ、一人なんて、生まれてこの方初めての体験で、気が狂いそうなの」
アテクシ「あら、感情なんて波のようなものよ？　そのうち必ず落ち着くから、今は何も考えずに、寝てなさいよ」
ミヤコ「本当に～？」
アテクシ「うんうん」

それから数日後、またゲイバーでミヤコに遭遇したわ。

アテクシ「あらっ、ミヤコ。今日は一人じゃないのね？」

ミヤコ「いやあ、この間はアドバイスあんがと！　ちょっとこの人、すっごいイケメンでしょぉ？　新しい彼氏のトオルくん」
トオル「あ、ども。トオルです」
ミヤコ「アンタの言うとおりでさあ、あの晩ぐっすり眠ったら、翌日ころっと元気になって。『ミヤコったら、こんなんじゃダメダメ』って気合い入れて、新しいオトコをつかまえに出かけたわけ。そしたらゲットしたのがトオルくん。若いし、イケメンだし、いろいろすごいし、もうサイコー。前の彼氏三人がかりでもかなわないって。アンタもたまには役に立つのね、ギャハハハハハハハハアア」

……コイツにはアドバイスするんじゃなかったわ。

10

「あれもこれも」一人で抱えてたら誰も得しないわ

こういうことって、ない？

過去のことをぐちぐちと思い出して、

「ああ、なんで私、こうなんだろう」

「なんで私、こんなに甘ったれてるんだろう」

「私って恥ずかしい人間だ」

なんて思うとき。

これは「自責思考」といって、従来のうつ病になりやすい人にありがちな考え方よ。

たとえば、三十七歳の主婦Nさん。Nさんは、結婚後もパートタイムで介護職員として働きながら、育児、家事となんでもこなしちゃう。几帳面で、責任感が強く、ノーと言えないタイプ。

ママ友から頼まれたPTAのお仕事も引き受けちゃって、気がついたら、やらなきゃいけないことだらけ。

でも、一人の人間ができることなんて限られているから、仕事でやるべきことをうっかり忘れていたり、掃除が完璧じゃなかったりすると、

「ああ、私って本当にダメなんです」

「周りに迷惑をかけてばかりで」

なんて半泣きになりながらおっしゃるのよ。

こういう**自責思考には、特に脳が疲れているときになりやすい**わ。脳に余裕が

なくなって、自分を責めたくなる。でも、「私って本当にダメ」「周りに迷惑をかけてばかり」というのは真実じゃないの。

Nさんは、ダメなどころか優秀でがんばり屋。きっと周りも彼女がいないとやっていけないはず。迷惑をかけているわけがない。

じゃあ、なぜこんなことになってしまうのかというと、「自分が悪いと思いたい」から。ダメな理由をわざわざ探してしまっているの。「○○だから自分が悪い」って自分では思えるけれど、実はその逆なのよ。

◇◇「上手に手を抜く」のも大切なことよ

こういうときは、あれこれ考えてはダメ。考えれば考えるほど、自分を責める材料がいくらでも出てくる。といっても、考えるのをやめるのって案外難しいのよね。

そんなときに試してほしいのが、**「全力一本の法則」**よ！

これって、とってもシンプルで、全力で取り組むことを、いつも一本にしぼるってだけのこと。それ以外の仕事は、Ｔｏｍｙオリジナルの「ＡＫＢ」で対処よ。ＡＫＢっていうのは、

・**A**……**あ**げる

他人に仕事をあげちゃう。任せられる仕事は完全に投げるの。「完全に」ってところがミソよ。中途半端に任せると、結局自分が管理しなきゃいけないもんね。

・**K**……**こ**とわる

最初から断る。どうせ自分がやんなきゃ、誰かがやるのよ。「自分じゃなきゃいけない仕事」なんて冷静に考えりゃ、ないでしょ。

・**B**……さ**ぼ**る（ちょっと強引かしら？）

今はとりあえずさぼって、手抜き。今、全力でやってることが片づくまではね。

Nさんのような方はね、こういったことが悪いことだと思ってるのよね。

でも、全部自分で抱えこんで、結局つぶれてしまったら、誰が得するの？　ってハナシよ。そうなったら自分もつらいし、周りも大変だし。ムリして引き受けても逆に周りが気を使うこともある。他人に仕事を振れば、その人にとって新しいチャンスになることもある。要は考え方の問題よね。

実際に、Nさんにこのやり方をお伝えしたら、案外うまくいったみたい。

「先生にお聞きした方法で、やることが減って楽になりました。PTAのバザーがあって、実行委員だった時期は全力一本でそれに集中してみたんです。そのほかの仕事、たとえば料理などは外食したり、ピザを取ってみたり。結果バザーも成功したし、子どもたちも『お母さん、たまにはこんな食事もとっても楽しいね』ですって」

喜んでもらえて、アテクシもよかったわ～。

と、ここまで原稿を書いていたら、例のミヤコからメールが来たわ。

「大変大変。この間、彼氏ナンバー一と彼氏ナンバー五がゲイバーでかち合っちゃって、アタシをめぐって大ゲンカになっちゃったのお。どちらか取らないと死ぬ、とか言われちゃって。まさか、ほかにも彼氏が三人いるのお、なんて言えないし。Mママもすんごい冷たい目、してたし。

何もかもアタシが悪いのよ、モテすぎるこのアタシがあああああ。ねえ、トミちゃん、こんな罪深いアタシ、どうしたらいい？」

知るか！

11 「過去の栄光」にしがみつくのは惨めなだけよ

患者さまのお話を聞いていると、ときどきこういうセリフが出てくるわ。

「元の自分に戻りたい、どうすればいいんですか」

たとえば、親と同居しているフリーターの女性、Iさん（二十一歳）。
子どもの頃は、母親の言うことはなんでもよく聞く、いわゆる「いい子」。
中学校までは、成績優秀で、積極的。生徒会の役員、ソフトボール部のキャプテンなども務めるぐらい。友達だって、たくさんいたの。

高校もがんばって有名な進学校に進んだけれど、そこから次第に勉強についていけなくなってきたの。学校に行くことが面白くないと家族に言うようになり、何もかも消極的に。友達もあまりできなくて、自宅に引きこもるようになったわ。とうとう学校に行けなくなる日も出てきた。

高校はなんとか卒業したけれど、そこから自宅に引きこもって、ときどきアルバイトをしては、またやめてしまうという生活に。

◇◇うまくいかない「理由」を受け入れてみて

Ｉさんは、こうもらすの。

「昔はなんでもできて、友達も多くて、明るかった自分。それなのに今は……。ああ、元の自分にどうしたら戻れるの？」

言いたいことは、よくわかるわ。でも、よく考えてみて？

「元の自分に戻りたい」——これって元彼に執着するオンナと同じよ？

過去に戻って元彼とやり直せたとしても、結局、同じ理由で別れるのがオチでしょ。


元の自分がどんなであろうが、結局「なるべくして今の自分になった」のよ。そのことを受け入れないと、何も解決なんかしやしない。

今の自分に満足できないのなら、幻想みたいな「元の自分」とやらと決別して、新しい自分を探しにいきなさい。男と別れたときは、気持ちを切り替えてから次の男を探すのが一番でしょ（もちろん、過去の反省を生かしながらネ）。


だから、アテクシはIさんにこうアドバイスしたわ。

「あなたは、積極的で、友達も多くて、成績優秀だったかもしれない。でも、高校からうまくいかなくて、現在の状況になった。そこには必ず理由があるの。

それを考えようともしないで、『元の自分』とやらにしがみついていても仕方ないじゃないの。新しい目標を立てて、やれるところからやっていきましょうよ」

Iさんの場合は、周囲の目が気になりすぎて、仕事が覚えられなかったり失敗したりすると恥ずかしいという気持ちが強すぎたのが、うまくいかない原因だったの。

そこで、以前も少しやったことがあって、仕事の内容もだいたいわかるアルバイトから始めてもらうことにしたわ。あまりお客さんも多くなくて、店主と二人で店番するような本屋のアルバイトね。最初は週二回のパートだったけれど、少しずつ自信もついてきて、今ではフルタイムでも働けるんじゃないかと思えるところまで来ているの。

ところで、この間、鏡を見ながら、

「小ジワが増えたわねえ、おなかの肉もなんかヤバ気《げ》。ああああああ、元の自分に戻りたい」

なんて、ついついつぶやいていたら、ジョセフィーヌにバッチリ聞かれてしまったわ。

アイツ、なんて言ったと思う？

「アンタ、他人に言うことと、自分でやってること、全然違うじゃないの。だいたい、もともとアンタ、大した顔でも体でもなかったでしょ？　いかにも昔の自分はかっこよかったみたいな言い方して、本当に図々しいオンナね」

ですって！　ぐ、ぐうの音《ね》も出ないわ。

12

「自己主張」するのは自分勝手なことじゃないわ

言いたいことが言えずに、ついつい他人に合わせてしまうことってない?

たとえば、Eさんのケース。

僕は二十五歳、Eといいます。独身で一人暮らし、アルバイトで食いつないでいます。言いたいことが言えない自分の性分が変えられず、正社員で働く自信がないんです。

僕はすぐに謝ってしまい、人の都合やスケジュールに合わせてしまいます。先日も、バイトのシフトを決めるとき、バイト友達から「Eさん、日曜入れないの？　私、予定を入れちゃっててムリなんだけど、代わってよ」と言われて断れず、本当は親がうちに来る日なのにバイトを入れてしまったんです。親に悪かったなあと思っています。

周りから大事にされてない、軽く見られてると感じることもあります。意地悪されたりしても、とりあえずつくり笑いを浮かべて本心を言わないでいてしまいます。

いつも他人の顔色を気にして、自分の気持ちを殺しているような感じなんです。後になって一人でいら立ち、八つ当たりして、ずっとしつこくイヤな気持ちでいます。「あのとき、こうしていれば」と、しょっちゅう悔やんでいて、自分が楽になる対応が仕事場で常にできればいいのに、と思っています。

小さい頃から悩んでいて、そんな自分を変えたいのです。最近、特に、不景気で自分優先の人が多いせいか、苦しい経験をすることが多くなっています。

Eさんみたいな方は、一種の**反動形成**（抑圧されたものと正反対の感情を持つこと）なのよ。

本当は「なんで他人に合わせなきゃいけないんだ、我慢しなきゃいけないんだ」って思ってる。でも、自分の中にある攻撃性が受け入れられず、その醜い感情から逃れるため、逆に相手に合わせ、心のバランスを取っているの。そのゆがみが、自分への怒りとなって出てくるわけ。

他人に怒りをぶつけるのは醜いと感じるけれど、自分を責めるのなら醜く感じないですむからよ。

まあ、簡単に言うと、**他人に怒れないから、自分に怒ってる**ということね。怒りがしつこくてなかなか取れないのは、本当に伝えたいことを相手にその場で伝えていないからなのよ。

いきなり「答え」を出そうとしなくていいの

ところで、相手に合わせないことが悪いことだと思っているなら、それは間違いよ。だって、いつも相手に合わせていたら、常に相手の言い分が通っちゃうでしょ？　そうすると、こっちは不満もたまるし、しつこく怒りの感情が残るわよ。

本来、自分の都合や意見は、相手にしっかり伝えなきゃいけない。そして、相手にも自分の都合や意見をしっかり出してもらう。その上で、「じゃあ、こうしましょうか」とお互い、調整するものなのよ。

相手に合わせるとは、「自分には何も意見はありません」と言っているのと同じこと。自己主張は自分勝手じゃないのよ。

この状況を解決するには、「相手に合わせるのをやめる」のが一番の方法なのよね。まあ、とはいえ、今までのやり方をいきなり変えるのは、なかなか難しいわね。

そういう人にオススメなのは、**「一旦《いったん》持ち帰ること」**よ。何か他人に頼まれたら、「わかりました。じゃあ、後でスケジュール調べてからお返事しますね」と反射的に答えちゃうの。

いきなり答えを出そうとすると、やっぱり今までのクセが出て相手に合わせちゃうだろうから、ペンディングにするのよ。そして、一人になってから、「ここはムリだな」「ここは自分がやるけど、ここは相手にお願いしよう」とゆっくり考えればいいわ。

ペンディングのいいところは、「相手の都合もちゃんと考慮していますよ」というメッセージも伝えられること。だからこそ、落ち着いて自己主張もできるのよ。

3章

色恋沙汰と夫婦の悩み

……気持ちがつながるコツって、あるのよ

13 たとえふられても「恋愛経験値」は積めるわ

気になる人がいる。でも、ふられたらどうしよう。でも、好きで好きで仕方がないし。どうしたらいい？

ありがちなこういう相談を聞くと、アテクシ、キイイイイイイイイイイイイイイって、なっちゃうのよね。といっても、更年期だからじゃなくって、歯がゆいからよ。

だってさ、どうしたらいいも何も、告白しないことには始まらないでしょ？

告白しないと、ふられるかどうかもわからないのよ？

でも、ふられたら？

きっと、悩んでいる人はここで立ち止まってしまうのよね。よくよく考えてごらんなさい。ふられたら、また一つ社会経験ができたのよ。ふられることで、自分の欠点がわかるかもしれないし、相手の欠点がわかるかもしれない。

ふられることは決して悪いことじゃないのよ。恋愛経験値を積むことで、素晴らしい相手に会えたときに、チャンスをものにできる。

◇「好きな人」ができた時点で勝ちゲームに乗ってるの

だから、アテクシ、こう言ってるの。

「ふられた恋は、次の恋の肥《こ》やしよ」って。

うまくいっても成功、うまくいかなくても成功。なかなか世の中、こんなラッキーなことはないのよ。

そう、あなたは**好きな人ができた時点で勝ちゲームに乗ってる**のよ。

でも、アテクシたちゲイが、ノンケ（異性愛者）の男性を好きになったときは、ちょっと複雑でね。

よくゲイの中高生から、「好きになった友達がいるんだけど、どうしよう」って相談が来るわ。アテクシはそういう場合は、「ダメ元でいいから告白しなさい」とはさすがに言えないのよ。

たとえば高校時代に部活の先輩を好きになって、合宿中に告白してしまった。先輩はそういうことがよくわからなくてパニックになってしまい、同じ部活内の別の友達に相談。なんやかんやで結局噂になっちゃって、部活をやめなきゃいけなくなった。

こういうのは、よくある話なのよ。つまり、告白することで、自分はゲイだとカミングアウトすることにもなるのよね。それに好きになった相手も、どう対応していいのかわからなくて動揺することもある。

だから、そういう相談には、

「相手がゲイで、さらに自分を好きになってくれないと告白は成立しない。しかもふられた場合は、他人にゲイだと知られるとか、それが原因で離れていく人もいたり、いじめられたりする可能性もあるわ。そういうリスクも全部背負って人生経験だと思えるなら、告白してもいいと思うわ」

としか言えないのよね。

そう考えたら、**「ノンケの恋はうまくいかなくても、ふられるだけですむのに告白しないなんて、もったいない」**って思っちゃうのよ。

でもさ、好きだけど告白しないという経験も、一つの大きな人生勉強。そう思えば、失うものは何もないわね。やっぱり恋って素敵よ。

14

好かれようとするより、好きになりなさい！「返報性の法則」

人間は、とっても単純な生きものなのよね。相手が怒れば自分も怒り、相手が悲しめば自分も悲しくなり、相手が笑えば自分も笑う。感情というのは、鏡みたいに同じ気持ちがはね返ってくるのよ。

好意を持った人間には好意を持ってしまう。人間、そんなふうにできてるの。

これは**「返報性《へんぽうせい》の法則」**といって、心理学においては割と一般的に知られた話なのね。つまり、人は好意の感情のバランスを取ろうとするの。

他人から報酬・メリットを受けると、その人にお返しをしないと居心地が悪い、というような感情が芽生えるのよ。

たとえば、心理学者のデニス・リーガン博士はこんな実験をしたの。

実験担当者が二つのグループを美術鑑賞に案内しました。その合間に、Aグループには担当者が飲みものを差し入れました。Bグループには差し入れをせず、担当者だけが飲みものを飲みました。

その後で、担当者が二つのグループ全員に、「宝くじを買わないか？」と持ちかけました。

さて、結果はどうなったと思う？

Aグループのほうが、Bグループよりも二倍近く宝くじを購入したのよ。

これは、担当者が差し入れという形で示した好意が、すすめられた宝くじを買うという形で返ってきたということなのね。

好意は「素直に」示すことね

だから、まずは好意を相手に伝える。それから、きちんと始めりゃいいのよ。いやいやいや、別にいきなり告白しろと言っているわけじゃなくって。好きな相手のことを考えたら、自然と「こんなことしたら喜ぶかな」「こんなふうにしてほしいんだろうな」とか、いろいろ頭に思い浮かぶでしょ？

それを実行するだけのことよ。

え？　全然思い浮かばない？　だいたいそういうときは、本当にその人のことが好きじゃないのよ。

「イケメンだから自慢できる」とか、「優しそうでわがまま聞いてくれそう」とか、「お金持ちだから、ぜいたくできる」とか、自分のことばかり考えてない？そういうときは相手にも「自分本位な気持ち」が伝わってしまうから、うまくいかないのよ。

それどころか、自分本位な男たちが寄ってきたりもするからね、お気をつけて。

それから、「一方的に好意をもらいたい」なんていうのは論外。はなからお話になりませんわ。

たまに「安く思われるのがイヤだし、主導権はこっちが握《にぎ》るべきよ」なんてじらす女がいるけれど、バカだなあと思うわ。じらすなんて完全に自分本位の考え方。単に、ヤな女だと思われて敬遠されるのがオチ。

ほら、相手と自分を置き換えてみたら簡単にわかるわ。

自分が「好きです」って言われたら、あんまり気になってなかった相手でも、なんとなく気になっちゃうじゃない？　逆に「嫌いです」と言われた相手のことを好きにはならないでしょ？

すっごい単純な話なのよ。

好意は素直に示しましょう、そうすれば相手からも好意が返ってくるわ。

そうそう、いつまでたってもオトコのできない友人のダボ美に、このアドバイスをしたの。そうしたら、

「ウソよっ、アタシ、いつも手づくりチョコを贈ったり、愛の気持ちを吹きこんだCDを贈ったりしてるけど、全然うまくいかないもの」

ですって。

この場合、何がいけないのかおわかりよね？

相手の立場に立っていない、独りよがりなプレゼントは好意じゃなくて、迷惑そのもの。あー、おバカな子っ。

15

セックスレスに悩むカップルに伝えたいことがあるわ

みなさん、ちゃんとセックスしてる？　付き合いたてのうちはいいんだけど、いつの間にかセックスレスになって悩んでいるカップル、案外多いのよね。アテクシの相談室にも、そんなご相談が多く寄せられるの。

たとえば、結婚五年目の専業主婦Sさん（三十二歳）。夫の仕事が忙しくて、だんだんセックスレスに。Sさんが夫に頼んでも「疲れたから」と言って断られる日々。Sさんは当然不満を持つ。
「もしかしたら、もう女として魅力がないのかしら」
どうしたらいいのかわからなくて、一人で泣く日も。

そんなとき、実はさっきも出てきた「返報性の法則」が役に立つわ。覚えているかしら？

「なんでしてくれないの！」と責めるのは逆効果よ

あなたが相手に不満を持っている場合、相手もあなたに不満を持っている、あるいは持つようになる。ということはその逆もあって、あなたが相手に優しい気持ちになれば、相手も優しくなる。

この場合は、Sさんの夫が仕事で疲れている気持ちが、Sさんにも伝わっている。心が共鳴して、お互いが疲れてしまっているの。じゃあ、解決方法は、どうしたらいいか。

それはSさんが夫に癒《いや》されようとするのではなく、夫を癒そうとすればいいの。疲れた夫のために、何かしてあげられることはないか、と考えて、率先して行動する。

すると、心のバランス理論によって、夫も妻をいたわろうとする気持ちが芽生えてくるのよ。やがて、いつの間にかセックスも復活するようになる。

逆に「なんでしてくれないの！！！」と夫を責めることは、まったく逆効果だわ。そのイライラが夫にも伝わって、絶対ケンカになるのよ。

ところで、アテクシ、毎晩ジョセフィーヌのマッサージをやらされているの。体のコリを取って癒してあげようと、心をこめてやっているのに、ちっともお返しをしてくれる様子がないのよ。

だから、アテクシ、文句を言ってやったのね。

アテクシ「ちょっと！！！　たまにはアテクシの体も揉《も》んでちょうだいよっ」

ジョセフィーヌ「イヤ」

アテクシ「返報性の法則は、アナタには通用しないようね？」

ジョセフィーヌ「あら、ちゃんとお返ししてるわよ。アンタ、虐《しいた》げられるの好きでしょ？　一方的にマッサージさせてあげてることで、アンタのM精神を満足させてるのよ」

はああああうっ！

16 自分と相手との「違い」を許せると恋は長続きするの

恋には、二つの恋があるの。

一つは「相手と同じになろうとする恋」、もう一つは「相手をそのままに愛する恋」。

「相手と同じになろうとする恋」を選ぶ人は、相手との違いが許せない人。自分と同じ考え方、自分と同じ価値観、自分と同じ趣味、そういったものが恋の最大のご褒美《ほうび》で、理想だと思いこんでいる人よ。

でもね、恋人だろうが、夫婦だろうが、所詮《しょせん》は他人にすぎないの。それを恋に求めるということは、相手が我慢するか、あなたが我慢するかを強《し》いられてしまうってことなのよ。

我慢をしていると、ポタポタと少しずつたまっていく雨粒のように、恋の出会いの熱情は少しずつ冷めていく。そして、我慢が熱情を超えたとき、恋は終わってしまうのね。

相手と同じになろうとする恋は、寿命が短いし、恋の本当の楽しさにたどりつけなくなるのよ。

お互いを「補い合える関係」って、理想よ

一方で、「相手をそのままに愛する恋」を選ぶ人は、相手との違いを楽しめる人よ。自分にないものを相手が持ち、相手にないものを自分が持っている。それをお互い尊重し、補い合い、学び合うのね。恋の本当の理想というものがわかっ

ている人よ。

そういう恋は、二人を成長させるの。時間が経てば経つほど、かけがえのない恋になり、愛になるわ。

「相手と同じになろうとする恋」は我慢が蓄積されるけれど、**「相手をそのままに愛する恋」は、愛が蓄積**されていくの。


なかなか恋が長続きしないあなた、それはあなたが相手と同じになろうとする恋をしているからじゃないかしら？　その恋はスタートの時点から、期限が設定されているようなものよ。どんなに時間をかけても、相手や自分をムリやり変えることはできないからね。

もし、あなたが長続きする恋をしたいのなら、「相手をそのままに愛する恋」をすべきよ。もちろん、そんな相手に出会えるチャンスはそう多くはないのだけれども。

17 その束縛は、愛ではないわ

以前、ある女性タレントが霊能者にマインドコントロールされたということが話題になったわね。

マインドコントロールって、友人関係や知り合いなど、ありふれた関係にも存在するのよ。患者さまにも、そういう状況と思われる方が珍しくなかったりするわ。

誰でも、窮地《きゅうち》に陥ったときや弱ったときに、いつもの自分らしさを保てなくなるときってあるでしょ。ふだん依存的じゃない人だって、自信をなくすときもあるわ。誰かにすがりたくなるときもね。

だから、マインドコントロールの被害を受けることは、誰にでもあり得るということなの。

カルトやマルチって、マインドコントロールを意図的に使おうとしているでしょ？　でも、相手に対して無意識のうちに支配的に振る舞おうとする「コントロールフリーク」な人っているのよ。

たとえば、O子さんのケース。

某商事で働くO子（三十五歳）と申します。

ご相談したいのは、彼のことです。

彼は職場の上司で、とても有能な人です。私もそれなりに仕事の評価は高いほうだと思います。何度か大きなプロジェクトを一緒にこなすうちに、互いの信頼関係が強まり、恋愛へと発展していきました。彼と付き合って、いろいろと彼の新たな面を知ることになり、どうしたらいいのか悩んでいます。

まず驚いたのは、彼が異常に束縛してくることです。

とりあえず、私の過去から現在に至るまでの恋愛関係、友人関係を詳しく全部知りたがります。毎日のように友人と何を話したか、何をしたか、どこに行ったのか、あげくの果てはインターネットで何を見たのか、何を書きこんだのかまで全部聞いてきます。

とにかく、私に関することは、すべて手中に収めておきたい。そして、私に彼の思うように動いてほしい、という感じです。

私の考えやものごとのやり方が、彼の意にそぐわないものだったりすると、「そんなのはおかしい」「そんなのはあり得ない」「何考えてるんだ」とすぐに怒鳴ります。

そして、それまでの愛情深い振る舞いから一転して、私を責め立ててきます。

「なんで、君は、それができないんだ！」

「僕は君のために、こんなにしてあげてるのに！」

毎回話し合おうとはするのですが、一向に聞く耳を持ちません。手を上げられそうになることも最近出てきました。

この間もケンカになった際、

「もし僕と別れたら、仕事ができなくなるってことだよ」

という脅《おど》しのようなことを言ってきました。

私は一体、どうしたらいいのでしょう。はっきり言って、このような束縛には耐えられませんが、どのように別れればいいのでしょうか？


O子さんの彼は、まさに「コントロールフリーク」よ。この場合、意図的に用いるカルトなどと違って、マインドコントロールをしているとは言わないわ。でも、それに似た状況を彼が無意識的につくり出しているの。

「別れたら、とんでもないことになる」と恐怖を煽られたら

彼が〇子さんに望むのは、〇子さんも気づいているとおり、「自分の思うとおりに考え、行動してほしい」ということ。そして感情的になって相手の感情をコントロールしようとし、「別れたら、とんでもないことになるぞ」と恐怖を煽《あお》るの。

このように夫婦や恋人関係、親子関係、場合により友人関係などで、常に支配的に振る舞おうとする人は、どこにでもいるのよ。

マインドコントロールを仕掛けてくる人間やコントロールフリークから身を守る方法はたった一つ、**「知る」**ということ。

そういう人間はどこにでもいると知り、彼らの使うテクニックを知る。そして、重大な判断をするときには、一人でいるときに冷静に、自分の頭で考えるという

18

それって「都合のいい女」って言うのよ！

最近は不倫関係に悩む人も多いようね。不倫という不安定な状況に、「このままじゃいけない！」と思うものの、なかなか行動できない。

Y子さん（三十二歳）もそんな女性の一人。

私は、編集者をしています。大学卒業後、広告制作会社に勤務していたのです

が、三十歳で一念発起《いちねんほっき》。やりたい仕事をやらねばと、契約社員で出版社の雑誌編集部に入りました。

仕事は楽しく、選択は正しかったと思います。しかし、忙しさのあまり婚活もままならず、内心焦ってきていました。そんな折、編集長と飲みに行き、勢いで体の関係を持ってしまいました。それからも、そういう関係は続いています。編集長は妻子がおり、いわゆる不倫関係です。

これではいけない、ちゃんと彼氏をつくらねばと思いながら、どうしても抜け出せません。

不倫相手の彼は忙しいときは放っておいてくれて、かまってほしいときに一人暮らしの自宅に泊まりに来てくれるというスタイルで、私にも合っています。簡単に言えば、楽で都合がいいんです。とはいえ、不倫も始まってから三年が経過しており、最近はかまってほしいときでも家に来てくれなくなってきました。

「ちゃんと話し合おう」と彼は言い、信じて待っていますが、話し合うタイミングはなかなか訪れません。たまに合コンにも出かけてみるのですが、素敵な人はすでに結婚しており、未婚者は微妙な人ばかり。

もうすぐ会社との契約が切れるので、彼とはそのまま疎遠《そえん》になるかもしれません。どうしたらいいかわからず、不安で困り果てています。


ヒャダ、どうしたらいいのか、アテクシにもわからないわ。

だって、Y子さんのしたいことがサーッパリわかんないんですもの。

◇行き当たりばったりじゃ、遊ばれて終わりよ

だってね、Y子さん、仕事はちゃんと考えて選択してきているのに、恋愛に関しては行き当たりばったりよね。職場については「これじゃダメだ」と思ったら、飛び出して新しい世界に飛びこんでいるのに？

男も一緒よ？　将来をともにする男と付き合いたいのなら、今の男を飛び出し

なさい。その人って、「今は都合がいい男」であって、Y子さんは本当は好きじゃないんじゃない？　でなけりゃ、不倫関係に満足したり、彼が来なくなったからほかの男を探そうとしたりなんて、しないはずよ。

好きな男というより、さびしさを紛《まぎ》らわしてくれる飼い猫みたいなもんよ。

ちなみに、相手の男にしたって、Y子さんも都合のいい女。申し訳ないけれど、相手の男はちゃんと話し合う気なんてないわよ。このままいつまでも、Y子さんには「都合のいいときに遊びに行ける女」であってほしいはず。

Y子さんが本当に大切で、今の妻とケリをつけたいと思ってるなら、今すぐにでも話し合うわよ。セックスする時間があるのに、話し合う時間がないなんて、そんなバカなことないわよ。

でも、彼は都合のいいことを言ってのらりくらりしてるし、Y子さんはもっとちゃんとした男がいないか探してるし、お互いさまなんじゃない？　って気もするわね。

最初からお互い「都合のいい存在」でいることが、二人の関係なんだから。どちらかに都合が悪くなったら契約終了なのよ。

Y子さんがなぜつらいのか、答えは簡単。「自分がどうしたいか、わかっていない」からよ。アテクシがアドバイスしたいのは次のことね。

①自分は何がしたいのか、よく考える

不倫を続けたいのか、結婚したいのか、一人でいたいのか考える。「不倫もいいし、ちゃんとした男もいいし、うーん、どうしよう」ってウダウダ言ってるだけじゃ不安にもなるわ。

②自分のやりたいことがわかったら、それに向けて必要な行動を取る

不倫を続けたいなら、彼にとって「都合のいい女」であり続けなさい。ただ、奥さんにばれたら訴訟《そしょう》を起こされるかもしれないし、彼が飽きたら捨てられるかもしれない。その間、年もとっていく。リスクは大きいわよ。

結婚したいのなら、さっさと別れて、男を探しなさい。ただ、いい相手が残っていないと言うけれど、それはY子さんもそう見られてるかもしれないわよ。不倫に甘んじて、「都合のいい関係」に慣れて、それなりに年月が経っているんだから。

一念発起、やり直すつもりでいくことね。二十歳のオンナノコとかと、おんなじ土俵で勝負するんだから。

「よくよく考えたら、仕事のほうが楽しいから、男は二の次でいいじゃん」ってことなら、それもありね。

仕事のほうが楽しいから、男とは適当に遊ぶってこと。別に相手がいなくなっても、それはそれでいいわよ。

だいたい、人間ってね、やりたいことが混沌《こんとん》として、何も決められないと不安になるのよ。

アテクシもそうだったわ。ゲイだと自覚してから、ジョセフィーヌと出会うまでは、とても不安だったの。

「素敵な彼が欲しい」「結婚して子どもを親に見せたい」なんて、いろんな気持ちがモヤモヤして、とりあえず考えないようにしていた。今のY子さんみたいにね。

でも、考えないようにしたって、現実は変わらない。問題があるとわかっているけれど、決断できない。そりゃ、不安になるのは当たり前だわよ。

アテクシごとで（かつノロケで）恐縮なんだけど、ジョセフィーヌと出会って、「この人と生涯ずっといたい」って思った。

その瞬間、結論が出たの。誰からなんと思われようが、ゲイとして生きていこうって。ジョセフィーヌをパートナーとして、堂々と生きていくためには、それが必要だったから。

決断しちゃえば、周りや親から「結婚しないの？」と言われても全然気にならなくなったし、その後、結果的に親にカミングアウトすることになっても、なんとかなったわ。

そりゃ多少はつらい時期もあるけれど、なんにも決められないときより、よっぽど楽よ。

不安で耐えられないなら、自分で考えて決断なさい！　その時期が来たということよ。

19

「共依存」は百害あって一利なしよ！

夫婦や恋人関係において、理想的なのはお互いが自立した関係であるということね。自立している中で、あえてその人とともに過ごしたい、と考えるからこそパートナーなのよ。

でも現実には、相手に依存し合うことでつながっている二人もいるわ。

たとえば、Kさんのケース。

私は二十八歳の主婦Kです。私は、専門学校卒業後、就職せずに今の夫と二十歳でデキ婚しました。夫は定職につかず、勤め始めたと思っても、すぐやめてしまうので、私がパートに出て生計を立てています。

そんな状況なので、正直、生活は苦しいです。夫は出会い系サイトで会った人とすぐ関係を持ってしまうし、借金もしょっちゅう。隠れて競馬、パチンコに行ってお金をすってしまうような人です。

私に言わせると、夫は心が折れやすく、優しいというか、甘えた性格だと思います。すぐ「ダメだ、俺にはムリだ」と言うし、「もう、俺、しばらく行方不明になりたい。もう疲れた」などとも言います。

外で不祥事《ふしょうじ》を起こすと、尻拭《しりぬぐ》いさせられるのはいつも私です。出会い系で夫が関係を持った女性が、言いがかりをつけて家まで来たときも私が対応しました。

私の友人関係も、夫のせいか、疎遠になってきています。夫との閉鎖的な関係性に、だんだん息苦しくなってきました。

一体、どうしたらいいでしょうか？


Kさんの夫は、どう見ても絵に描いたようなダ・メ・男よね。それでもKさんは、いろいろと面倒を見てしまうの。

理由は簡単よ。

Kさんも「夫がKさんなしにやっていけない状況」に依存しているから。

「情けないダンナ」をつくっているのはあなたよ！

Kさんの心の奥底には、どこか自分に自信がなかったり、自分の評価が低い部分があったりするのよ。夫から頼られることで自分の価値を見出してるのよね。

だから、より情けない、よりひどい状況であればあるほど、満足できるわけ。

普通は、ダンナの愛人が家に怒鳴りこんできたら、ダンナの尻を蹴《け》っ飛ばして家、出て行くわよ。
夫のことを「折れやすく、優しいというか、甘えた性格」って表現してるでしょ？　あれ、半分だけ真実なの。同時に、Kさんが夫の性格をつくり出しているのよ。

Kさんが何もかもやってくれる。
←
夫はさらに情けない、依存的な人間になる。
←
Kさんは「やっぱりこの人は私がいなきゃダメ」と思うことに満足し、さらに夫を支えようとする。
←
さらにさらに夫は情けなくなる。（……以下エンドレス）

共依存《きょういぞん》のカップルは、こうしてお互いから抜け出せない関係になっているの。ゆがんだ関係だから、エスカレートしていくうちに支えきれなくなって、行き詰まってくるのよ。じゃあ、どうやって解決していくかだけど、これがなかなか難しいわ。

「彼のため」ではなく「自分のため」に時間を使うことね

共依存も依存症の一つ。アルコール依存や薬物依存と似たようなものね。

依存症の治療は、依存対象から離れる――これに尽きるわ。

たとえばアルコール依存なら、お酒をやめる。共依存もそれと同じで、依存している相手から離れるのが一番の解決方法なのよ。

でもそのためには、まず自分が共依存であると認めなければならないわ。Kさんがいなかったら、夫は夫で全部自分の尻拭いをしなければならない。それが彼にとっても必要なことなのよ。

そして、**彼のためではなく、自分のために時間を使うの！**　美容院に行く、遊びに行く、読書をする、スポーツをする。なんでもいいわ。自分が楽しむために、自分のために時間を使うのよ。

そして冷静に現実を見つめて、彼がやるべきことは彼にさせるの。

もし、それができないのなら、別居するなりして、いっそ彼から離れること。

それでも関係性が変わらないのなら、離婚も覚悟するのね。

自分を大切にできない人は、相手も大切にできないのよ。

だから、自分の時間を大切に過ごすことを覚えないと。

20

失恋は、こうやって乗り越えなさい！

アテクシのところには毎日たくさんのお悩み相談が寄せられるけど、やはり「お悩みの王道」は失恋ね。

長年思いを寄せていた人に告白して撃沈したり、ずっと付き合っていた人に急に別れを告げられたり、あるいは自分から見切りをつけて別れを切り出したはいいけれど、やっぱりモヤモヤしたり。

失恋模様は千差万別だけど、どの方も**どうしたら楽に失恋から回復するか**ってことを一番聞きたいのよね。
たとえば典型的なのは、こんなご相談。

二十八歳会社員のZといいます。三日前に、初めて付き合った彼女にふられてしまいました。今でも好きで好きで仕方なくて、つらいです。なかなか忘れられず、どうしようもなく気分が落ちこんでしまいます。食欲もなく、食事が喉《のど》を通りません。
夜になっても心臓がドキドキして、あれこれ考えて眠れないんです。どうしたら、このつらさから解放されるんでしょうか？

ここで、Ｔｏｍｙ流の失恋回復術を伝授しちゃうわ。それはズバリ、

自分遺産に目を向けなさい！

「え、自分遺産って何？」と思ったあなた、それはムリもありません。今アテクシが思いついた言葉だから。

ほら、世界遺産ってあるでしょ。小笠原諸島をはじめ、グランド・キャニオン、カナディアン・ロッキー、グレート・バリア・リーフ、ガラパゴス諸島、アンコール・ワット、万里の長城、タージ・マハル、そして京都、奈良……どれも癒される場所ばかりじゃない？

なぜ、こうした世界遺産によって癒されるのか、考えたことはあるかしら？

アテクシはその大きな理由の一つは、「世界遺産は悠久《ゆうきゅう》の時を感じさせるものばかりだから」って思うのよ。悠久の時、それはつまり、長い間ずっとそこにあって変わらないってことなのよ。

あくせく世知辛《せちがら》い世の中にあって、人は常に変化を強いられているわ。だからこそ、「ずっと変わらないもの」に対して、ロマンチシズムや癒しの力を感じるのよね。

で、この話が失恋とどうつながるかというと、こういうことよ。失恋というのは、あなたの中で大きな変化だわ。今まであったものや環境を失うことになる。この大きな変化の中にあって、自分自身がエネルギーを吸い取られてしまっているからつらいのよ。

そこで自分遺産、つまり世界遺産の自分バージョン、**「自分の中で常に変わらないもの」に目を向けなさい**っていうのが、アテクシの提案なの。

「心にあいた穴」の埋め合わせ方

失恋の前でも後でも、変わることのないあなた自身の自分遺産に浸《ひた》ることで、つらい時期を楽に乗り切れるはずよ。

後でもまた出てくるけれど、アメリカの心理学者マズローは**人間の基本的欲求**について段階的に述べていて、その中に、**「所属と愛の欲求」**というものがあるの。

これは誰かに受け入れられたい、どこかの組織に所属していたいという欲求ね。ポイントは、所属と愛という、一見すると別ものに見える欲求が、実は同じ段階のものだっていうことよ。つまり、人間に受け入れられたいか、組織に受け入れられたいか、という違いだけなのよね。

あなたは失恋によって相手に受け入れられず、「所属と愛の欲求」が満たされなかった。じゃあ、すでにあなたが持っている所属や愛を再確認することで、その埋め合わせをしない？　ってことよ。

たとえば、あなたの所属している職場。いつものルーチンワークに没頭することで癒されることもあるわ。

たとえば、昔から友情を築き上げている親友。最近はいつも一緒に過ごせるわけじゃないけれど、いつでも連絡を取り合えるような仲。そんな親友に「元気？」と連絡して近況報告するのも、いいんじゃない？

たとえば、実家。いつまでたっても親子は親子。実家に立ち寄れば、いつでも両親が迎えてくれる。たまには顔を見せて、お母さんの手料理でも食べてきたら？

たとえば、一人のときから行きつけのカフェやバー、ショッピングモールなど。お馴染《なじ》みの環境で、のんびり過ごしてみるとかもオススメね。

◇◇「思い出の品」は捨てちゃってもいいわ

また、逆にやっちゃいけないのは、失恋した相手との間の思い出の品をいつまでも身の周りに置いておくこと。

元彼からもらったものや、思い出の品は捨てちゃっていいのよ。同棲していた場合は、いっそ引っ越しちゃったり、一時的に実家に帰っちゃうというのもアリね。

「失恋を乗り越えるために、新しいことを始めて心機一転しましょう！」というアドバイスもときどき見かけるけれど、アテクシはこれはあまりオススメしないわ。失恋による変化についていくだけで精一杯の時期に、あえて新しいことを始める余裕はないからよ。

あと、「元彼を見返してやる」「もっときれいになってやる」という復讐《ふくしゅう》をモチベーションにして失恋を乗り越えるのもオススメしないわ。

これって結局、元の恋に固執《こしつ》しているからこそ出てくる発想。見返したところで何が得られるの？　って感じよね。

まとめると、

①変わらないもの、自分遺産に目を向けて、浸る。
②失恋によって変わったものは捨てる。

そして、エネルギーが回復するまで待つのよ。

4章

親に認められなくても、自分の人生を生きるのよ！

……「あるがまま」って、素敵なことなの

21

親離れ・子離れ——「いい距離」をつくるにはコツがあるの

普通は、思春期ぐらいから精神的に親から自立する準備を始め、青年期には親子が大人同士の関係に移行していくものよ。でも、いつまでたっても、親離れ、子離れできない親子って、案外多いものなの。

たとえば、実家で暮らすフリーターのS美さん（二十六歳）から来たのが、こんなお悩み相談。

私は地味で人付き合いの苦手な暗い性格のせいか、子どもの頃からよくいじめにあいました。就職してからも同僚のいじめや上司のパワハラにあい、現在は無職です。今度コンビニでアルバイトすることになったのですが、不安で仕方ありません。

学生時代は、いじめのこともあって自宅に引きこもりきりの時期がありました。高校一年の頃に、イライラ、不安、気分の落ちこみがＭＡＸとなり、学校も休むようになり、抑うつ状態（気分が沈んで晴れない症状）ということで今のクリニックに通いだしました。

それも現在では落ち着き、むしろ、「母親はいつかいなくなってしまう、将来はどうしよう」ということばかりを考えて、不安でいっぱいです。

ご相談したいのは、母親との関係です。私は母親に言われたことには逆らえません。私が少しでも従わないと、母親はイライラと粗雑な行動になり、口をきかなくなります。そして少しさびしそうです。そんな母の姿を見たくないので、言うことを聞かざるを得ません。
学生時代に迷惑をかけたという思いもあり、逆らえないのです。
私と母親の関係は、どうすればいいのでしょうか?

これはまさに、親離れも子離れもできていない状況ね。そんな親子関係には、こういう特徴があると思うの。

「お互いの距離が近すぎて、互いの影響を受けやすい」

そして、これを解消するには、二つの方法があるわ。

①物理的距離を取る

一番よいのは予行演習と考えて、近くでもいいから一人暮らしをすること。

なかなか一人暮らしが難しいのなら、同じ部屋に同じ時間にいないようにするの。いつも間近にお母さんがいれば、常にその言動に振り回されてしまうのは当然のことよ。

親子といっても、一人ひとりの時間やスペースって、とっても大事なのよ。これが充分取られていないと、ストレスになるし、無用ないら立ち、争いを生むことになるわ。でも、同じ屋根の下にいたって、日中は別の場所で過ごすとか、なるべく違う部屋にいるようにするとか、いくらでも工夫できるのよ。そして、それだけでもだいぶ違ってくるのよね。

②心理的距離を取る

物理的な距離も大切だけど、もちろん心理的距離も大切よ。

精神医学にはEEという概念があるわ。EEとはExpressed Emotion の略。日本語に直すと**「感情表出」**といったところかしらね。簡単に言えば、家庭内で感情のぶつかり合いが多いか、少ないかということ。感情のぶつかり合いが多いことを、High EE、少ないことをLow EEというのね。

感情といってもいろいろあるけれど、ここでいう感情は主に、次の三つの悪い感情のことよ。

・批判

「いい年して、ずっとゴロゴロして！！！」

こんな感じで、すぐ相手を感情的に批判してしまう。

・敵意

「あんたなんて、生まれてこなけりゃよかったのよ」

相手に対する敵意をむき出しにする。

・巻きこまれ

「あんたをそんな子に育てた覚えはないわ、うわあああ（泣きくずれる）」

ちょっとしたことでうろたえたり、泣きくずれたりする。

どう？　心あたりはないかしら？

ここで大事なポイントは、ＨｉｇｈＥＥの原因が、決して憎しみからくるものじゃないってことなの。むしろ逆で、相手に期待しすぎている、もしくは心配しすぎていることからくるものなのよ。

つまりは愛情なの。ただ心の距離が近すぎて、表現が不器用で、お互いを傷つけちゃっているだけなの。

だから、親子関係がうまくいっていない場合、こうした面がないかどうか、冷静に見直してみるといいのよ。そして、ＨｉｇｈＥＥに気がついたら、あなたのほうから心の距離を少し取ってあげる。

一見憎しみに見えても、本当は「不器用な愛情」からきていると理解すれば、だいぶ違うのよ。

たとえば、母親から「いい年して、ずっとゴロゴロして！！！」と言われたら、
「ああ、お母さんは、私に本当は期待してるんだな」と理解した上で、
「このままじゃいけないから、ちゃんと仕事を探してみるわね。心配してくれてありがとう」
と冷静に返せばいいのよ。間違っても、「なによ、私だってがんばっているのよ」と怒鳴り返しちゃいけない。

親が子離れできないのなら、先に気づいたあなたから離れていけばいいじゃない。距離を取ればいい、ということよ。

ところで、EEの話を某ゲイバーのMママに、たまたま話してたの。

Mママ「アンタ、いいこと知ってるじゃない？」
アテクシ「そりゃ本職ですからねー。あれ、そういえば、チーママのナオト君は？」

Mママ「あの子、独立したのよ、常連も何人か持ってかれたわ」
アテクシ「えー、だから最近、この店ヒマなのね」
Mママ「かわいがっていたつもりだったのに。仕事もトロいのに、やとわなきゃよかった。あんな恩知らずに育てた覚えはないわ、うわあああああ。ネエ、これもHigh EEが原因なのかしら」

Mママの場合、安月給でコキ使いすぎただけだわね、と思ったけど、アテクシ大人だから言わないの。

22 親が許せない、親が憎い——それは「愛情の裏返し」よ

成長する過程で、一度は親と対立し、憎むこともあるでしょう。でも、多くの場合、いずれは解決していくものよ。

しかし、親子関係によっては、大人になってからも親への憎しみが消えず、葛《かっ》藤《とう》を抱えている人もいるわ。

たとえば、共働きの女性、Mさん（四十五歳）からのご相談。

私にはずっと、心の奥底に汚泥《おでい》のようにたまっている悩みがあります。記憶を蒸し返し、また傷つくのが怖くてずっと正面から向き合えずにいた家族の問題、それは母のことです。

私が幼少期のときから精神的に不安定な母親でした。いつも、他人をののしり、イライラの感情にまかせて私たち子どもの髪の毛を引っ張り回したり、蹴っ飛ばしたりするなどは、日常茶飯事でした。大声でよく怒鳴られ、その叫び声は今でも耳に生々しくこびりついています。

楽しい思い出などまったくなく、嬉しそうに家族の話をする友達がうらやましくて、うらやましくて。こんな母親がいなかったら、どんなにいいだろうと何度思ったことか。

家を出てからは実家を避けていましたが、妹が結婚して遠くへ引っ越し、父が亡くなってからは、そうもいかなくなりました。母も年をとり、少し認知症が入ってきているようです。本当は今も母を許せないし、関わりたくありません。

しかし現実問題として、母の面倒は私が見なくてはならなくなるのは目に見えてます。それを考えると頭痛や吐き気さえしてきます。

私は親不孝者なんでしょうか。いまだに産んでくれたことにすら感謝できない私、母を拒絶し関わりを避けようとしている私は、ダメな人間なんでしょうか。私の中での強い葛藤なのです。

精神分析で用いられる言葉に、**防衛機《ぼうえいき》制《せい》**というものがあるわ。「本当はこうしたい、このようであってほしい」という欲望があるのに、それがどうしても満たされない場合、人の精神は不安定な状態に置かれるわ。それを解消するために働く、精神的なメカニズムのことを防衛機制と呼ぶの。

防衛機制には、たとえば次のようなものがあるの。

◆抑圧……最も基本的な防衛機制で、記憶から消し去ってしまうこと。忘れ去り。

◆同一化……成功している他人の状況を自分のことのように思うことで満足する。
◆反動形成……抑圧されたものと正反対の感情を持つこと。
◆投影……自分が持っている不快感や敵意を相手が自分に向けているように感じること。
◆退行……耐え難い状況に直面したとき、子どものように振る舞う。

などなど、ほかにもたくさんの防衛機制があるわ。

親子関係というものは、とても大切なもの。「本来こうしてほしかった」という気持ちが満たされないと、たいていの人はその現実を直視できないの。だからこそ、ゆがんだ親子関係は、防衛機制で解決するということになるの。

Mさんの憎しみは、反動形成という防衛機制だと思うの。つまり**愛情の裏返し**よ。Mさんの心の奥に、「素敵なお母さんであってほしかった」という希望があるからこそ、いまだに憎いんだと思うの。**本当に愛情がなくなれば、憎むのでは**

なく、無関心になるはずだから。

「本当の気持ち」に気づいて「現実と向き合う」しか道はないわ

こうした親への憎しみを解決するのは、防衛機制を働かせる前の「自分の本当の気持ち」に気がつき、現実と向かい合うこと。それしかないわ。

Mさんは、本当は母親を愛していたの。けれど、理想的な母親ではなかったのね。そして、理想的な母親になることは、これからもできないの。

母親も一人の人間で、Mさんと同じように、欠点もあるし、できないこともある。だから、いつも正しいことを言うわけじゃない。

そして、Mさんはもう子どもじゃないの。母親はあなたの上に君臨していないわ。とっくの昔に、Mさんは自分自身の人生を歩んでいるのよ。

母親もMさんと同じように、不完全な自分を抱えながら、精一杯生きているの。

そう考えれば楽になるんじゃないかしら。

ところで、おネエの世界を見てみると、防衛機制の宝庫だったりするわ。よく観察すれば、様々な防衛機制が発見できるわ。

・昔こっぴどくふられた相手との関係を、なかったことにしたダボ美。↑**抑圧**
・カラオケで、はるな愛になりきっているゲイバーのMママ。↑**同一化**
・好きなオトコに意地悪するミヤコ。↑**反動形成**
・自分の嫌いなおネエを「あのオンナ、アタシのことが憎くて仕方ないのよね」と言い散らすゲフ子。↑**投影**
・オトコに別れを告げられると「やだよう、やだよう」と駄々をこねるザザ美。↑**退行**

みんな…………。現実と向かい合ってほしいわ。

23

親と「ガチンコ勝負」するのも親孝行の一つよ

親とうまくいかない理由、それはあなたが親の言うことを聞きすぎているからかもしれないわ。

他人との理想的な関係は、誰かが誰かを縛る関係ではないの。誰かが我慢し続けることで成立している関係は、いつかは崩壊してしまうから。

もし、友人や恋人との関係なら、我慢できなくなれば離れることになるの。

でも親だったら？

そう、何があっても親は親、子は子。その関係は変わらないわ。

そして、初めのうち、子は親の元で育つことになるの。その間、親は子を縛るわ。子は我慢しなければならない。

これは当たり前で、必要なこと。しかし、それが許されるのは、教育の名の下にあるときだけなのよ。

でも、ときどきそれを忘れて、親は子を縛り続けようとするし、子は縛られ続けようとすることがあるわ。

親子の問題が起きるのは、こういうときなのよ。

問題を解決するには、先に気がついたほうが、行動を起こせばいいんじゃないかしら?

つまり、**親とガチンコ勝負をする**のよ。

これは自分の人生なんだ、こうやって生きたいんだってね。

◇◇「個を確立する時期」に親と衝突するのは普通なの

実はこのガチンコ勝負ってヤツは、第二次反抗期で起きるものなの。ここで親とケンカすることで、子は自分の人生を手に入れ、親は子が一人の大人になっていくことに気がつくの。

親子の問題のある家庭は、実は第二次反抗期をうまく過ごせなかったことが多いの。

うまく過ごせないというより、第二次反抗期が存在しなかったケースが多いのね。

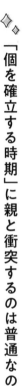

この時期、子どもは親の所属下にある状態から、「個」を確立して大人になっていくわ。別の「個」を持った人間同士が同じ家の中で互いに干渉していくんだから、一度も衝突しないほうがおかしいでしょ？

反抗期や親子の衝突がないということは、子どもが未熟なままでいるか、あるいは我慢させられているかなのよ。でも、抑え続けられるものじゃないから、様々なゆがみが出てくる。

たとえば、**「境界性パーソナリティ障害」**というものがあるわ。

これは、大切な人や目の前の人に自分が見捨てられるんじゃないかという不安が常にあり、振り向いてほしくてリストカットや大量服薬など自暴自棄《じぼうじき》な行為を繰り返してしまうタイプの人よ。

自分を愛することができず、「そのままの自分でいいんだ」という自信が持てないのね。

◇「自分らしさ」を抑圧してるとロクなことがないわ

境界性パーソナリティ障害の患者さんを診察していると、「親の言うことをよく聞くいい子だった」というセリフが、必ずと言っていいほど出てくるわ。

本来なら、自分の「個」の主張が出てきて、親とぶつかるんだけど、代わりに、親の言うことを聞いてしまう。親の言うことを聞く「いい子」でいないと、見捨てられるんじゃないかと思うからよ。

でも、それは「自分らしさの抑圧」であって、本当の自分の気持ちじゃないのね。ある程度まではなんとかなっても、結局大人になってからパーソナリティの問題として出てくる。

また、摂食障害の方も、反抗期らしい反抗期がないことがあるわ。親に自己主張できなくなった分、食べること、食べないことを通じて無意識的に自己主張をするという考え方があるの。

そんなふうになるぐらいなら、**大人になってからでもいいので、我慢できなくなったときに反抗期になってみましょう。**

親が悪いのでもないし、あなたが悪いのでもない。「自立のサイン」に、親子ともに気がつかなかっただけなのよ。

あなたが親と向き合うことによって、親も大切なことに気がつくかもしれない。だから**親とガチンコ勝負するのも、親孝行の一つ**なのよ。

◇◇勇気を出して「本当の気持ち」を伝えてみて

あ、そうは言っても、大声で怒鳴るとか、手を出すとかは絶対ダメよ？　あなたにはあなたの人生があるってことを、親に伝えるだけ。体力もいるし、冷静にならなきゃいけないわよ。

といっても、具体的に何をしていいか、わからないかもしれないわね。参考になるかどうかわからないけれど、ちょっと実例を出すわ。A君という男の子のケース。

A君は、小さい頃から手のかからない子だったの。親の言うとおりに勉強して、親の選んだ学校に通って、親の望みどおりに医者になったのね。親は当然、その先を期待したわ。きれいな奥さんをもらって、孫の顔を見せてくれることを。

でもA君には、秘密があったわ。実は、女の子には興味がなくて、男の子が好きだったのね。本当はA君は、親に反抗したくなかったから、普通に結婚して、孫の顔も見せようと思っていたの。

だけど、やっぱりムリなものはムリなのよね。A君は初めて、自分がどう生きたいのかに気がついたの。研修医になってから、かけがえのない恋人B君もできたわ。


最初、A君はその秘密を誰にも告げず、墓場まで持っていくつもりだったの。でも、何かのたびに、「早くいい人を見つけて、孫の顔を見せて」と言われるでしょ。このままじゃ、いつまでたっても、ウソをつき続けなければならないわ。A君は、親の言うことを聞き続けることはできないって感じたの。

とうとうA君は、親に真実を告白することを決意したわ。まずは、B君のことを親友としてよく話題に出すようにしたの。B君は、年齢も近いし、職種も同じ。

A君にはない真面目さ、勤勉さもあるし、とってもいいヤツ。実際のところ、二人は恋人でもあり、親友でもあったの。

そして、頃合いを見て、A君は親にこう告げました。

「僕は男の人が好きなんです。ちゃんと付き合っている人もいます。B君です」

最初は「裏切られた」と泣いたり、怒鳴られたりもしたわ。「病気だから治しなさい」とも。

でも、これは病気でもなんでもないし、「本当にB君は大切な人なんです」と何度も説明したの。ことあるごとに、今度は恋人として、彼の話題を出すようにした。

親は、最初はイヤそうな顔をしていたけれど、それまでにB君がどんなヤツか、どれだけ仲がいいか充分話してあったから、そのうちに彼の話題を出しても、親が自然に構えられるようになってきたの。

ある日、A君は親に聞いてみました。

「今度、B君を家に遊びに連れてきていい？」

結果はOKだったわ。

それからも、A君が彼と一緒にいて、幸せそうにしているのを何度も見せていたら、そのうちに、いつの間にか家族ぐるみでお付き合いするようになったの。まったく普通の夫婦と同じようにね。

根気はいることだったけど、自分の人生に必要なことだから、A君はそれができたの。勇気がいったのは最初だけよ。

A君が誰だか、もうおわかりだわね。

多少は参考になったかしら？

24

「親の評価」より「自己実現」に向けて歩くのよ

人間には**「自己承認欲求」**というものがあるわ。他者から認めてもらいたいという欲求よ。

大人になって社会に出れば、上司だとか組織だとか、認めてもらうべき存在はたくさんあるわ。

でも、子どもから大人へ成長していく中で、「自己承認欲求」が芽生えたとき、最初に認めてもらいたいと感じるのは親なのよ。

この段階で親に充分認めてもらえなかったという気持ちが強いと、自己実現に向けて先に進めなくなることがあるわ。

たとえばW美さんのケース。

――――――――――――――――

私は高校三年生で、二歳年上の姉がいます。

姉は大変努力家で、成績優秀です。一流高校を出て、一流大学に進学しました。見た目もかなり美人だと思います。

私はというと、勉強はあまり得意ではなくて、成績はそこそこ、顔もまったく自信はなく、地味な人間です。はっきり言われたわけではないんですが、幼い頃から両親をはじめ周囲の人に姉と比較されているな、と痛いほど感じていました。

最近の私は、努力することすら避けるようになってきていると思います。

受験生なのに、今ははっきり言って無気力です。姉に勝てない限り、認めてもらえないんだと思うと、両親に怒りすら感じるのです。そして、そんな自分にも怒りを感じます。
このモヤモヤした気持ちをどう整理すればいいのか、わからないのです。

W美さんは、「親に認めてほしい」というところで気持ちがストップしているわけね。ただよく考えてみて？

親の評価は絶対なの？

親も一個の人間にすぎないし、いつも評価が正しいわけではないわ。不安もあるし、気まぐれなときもあるし、感情的にだってなるのよ。それに振り回されていては、いつまでたってもW美さんの怒りは消えないわ。

W美さんに、努力する気が起きなくなっているのは、お姉さんに勝てっこないとあきらめているからだけではないわ。

親からの評価に振り回されて疲れてしまったのが本当の原因よ。

だってもし、努力して、お姉さんに勝ったとしても、常に「親の評価」を意識していては、消耗してしまうでしょ。だから、最初からやる気がなくなるのよ。

◆「自分が納得できる目標」があれば人のことは気にならないわ

「自己実現理論」で有名なアメリカの心理学者マズローは、人間の「基本的欲求」を段階的に分けたの。

1　生理的欲求（physiological needs）
2　安全の欲求（needs for safety）
3　所属と愛の欲求（needs for love and belonging）
4　承認の欲求（needs for esteem）
5　自己実現の欲求（self actualization）（Abraham Maslow "Motivation and Personality"）

番号が大きくなるほど上の階層の欲求になるのね。低階層の欲求が満たされると、より上階層の欲求へと向かっていき、最終的には「自己実現の欲求」に向けて、人は成長していくという考え方よ。

マズローの言う四番目の「承認の欲求」が、「自己承認欲求」に当たるものだわ。そして、この欲求はさらに、階層の低いものと階層の高いものがあると彼は言うの。

低いレベルの「承認の欲求」は、他人から評価されることで得られるもの。そして高いレベルの欲求は、自分自身を評価することで得られるものなのよ。

そして、こうも言っているわ。低いレベルの「承認の欲求」にとどまっているのは危険である、と。

W美さんは、他人から評価されることばかりにとらわれず、自分自身を評価するようにしていくべきなのよ。

つまり、比較するのは姉でも他人でもなく、過去の自分であるべきなのよ。

そして、誰が比較するのか？　それも自分自身だということ。

アテクシは、W美さんにこうアドバイスしたわ。

「親も含め、周囲は勝手に期待をしたり比べたりしてるだけよ。あなたががんばってても認めてくれないこともあるし、がんばっていないのに認められることもあるわ。それに一喜一憂していると、人生の本当の意味を見失ってしまうわよ。認めてくれても認めてくれなくても、あなたが納得できる目標に向かって、やれることをするの。そうすれば怒りは消えていくと思うわ」

その後、W美さんは希望の大学に入学し、現在、臨床心理士の資格取得に向けて勉強中よ。

25

「親のせい」にするのは「親の呪縛」に甘んじること

親にされたことが頭にこびりついて離れず、「今、自分がうまくいかないのは、すべて親のせいだ」と考えてしまう人がいるわ。

たとえば、現在は無職の女性、三十五歳のTさん。

私の父親は最悪な父親でした。思ったように人が動かないとイライラし、家族に暴言を吐きます。自分の非を認めることのできない性格です。

気に入らないことがあると、飽きるまでブツブツ言い続け、目が合っただけで舌打ちされることもありました。勝手に私物を捨てられたり、「お前なんかつくるんじゃなかった」と大声で言われたり、ひたすら罵倒《ばとう》される毎日でした。

母は病気がちで、常にびくびくして父の言いなりでした。母も自分の意見というものがなく、私をかばってくれることはありませんでした。

私はそんな両親から身を守るために、常に人の目をうかがい、他人を信用できなくなりました。

残念ながら、家庭においての楽しい出来事を思い出すことはできません。私はずっとストレスに耐えるために、中学生時代から隠れて自傷行為を繰り返してきました。

その後、なんとか高校には進学できましたが、何かと過呼吸発作を起こすようになりました。結局、高校は中退、現在は実家に引きこもっています。父親からの暴言は減りましたが、彼氏はおろか友人もできず、仕事をしようにも面接で落とされます。

自分の人生は、親のせいでめちゃくちゃになったと感じています。一体、私の何がいけないんですか!?

過去も他人も変えられない。大事なのは「今」と「自分」

精神分析家であるE・H・エリクソンは、「心理社会的発達論」を唱えたわ。これは年齢ごとに対処すべき対人的、社会的発達課題があるとしたものよ。

特に乳児期は重大で、親が無償の愛情を注ぎ、子どもが思い切り甘えることで、子どもは**「自分そのものが愛されているという基本的信頼感」**を学習するの。

この時期に虐待など、不適切な親との関係があると、子どもはそれを学べないわ。すると、他人とのコミュニケーションがうまくいかなかったり、愛情というものが理解できなくなったり、自分に自信が持てなくなったりする。結果として様々な精神疾患の原因にもなり得るわ。

だから、親というのが、Tさんの直面している問題の原因の一つである可能性は充分にあるわ。

でも、一方で**親のせいにしても、状況は何も変わらない**ということも真実。親が変わるわけではないし、Tさんが子どもに戻れるわけでもない。憎しみにとらわれることは、時間とエネルギーのムダでしかない。

親であっても、他人であり、不完全な一人の人間にしかすぎない。

「過去と他人は変えられない」という原則は、親子関係でも同じことなのよ。

Tさんの親は、適切な親じゃなかったかもしれないわ。親を許せとは言わないし、そうすべきでもないの。

でも、**親のせいにするということは、親の呪縛《じゅばく》に甘んじること**なのよ。

それって悔しいじゃない？　親が憎いのなら、見返してやればいいの。そのためにも、あなたの人生をちゃんと踏み出すということが大切なのよ。

まず、過去の自分と親を切り離して、「第三者の目」で自分のことも親のことも見るということ。親との過去の関わり方が、自分にどのように影響しているのか、一つのケースとして分析する。そこから得たものを、今の自分の行動に結びつけていくのよ。

たとえばTさんの場合なら、「いつも父親から心ない言葉を吐かれ、母もかばってくれなかった。だから常に人の目をうかがうようになり、他人を信用できなくなった」というのが、一つの答え。

とりあえず、人の目をうかがうのをやめてみたら？

信用できないなどとは言わず、まず知り合いでもつくってみたら？

面接で落とされるのなら、自分の面接で何がまずいのか、考えてみたら？

「今さらできない」と言うのは簡単よ。でも、それならそこで終了よ？

どんな親であっても、あなた自身が変わることはできるわ。

親のせいにして縛りつけているのは、あなた自身なのよ。

26

「過保護な環境」からは、すぐに自立しなさい！

世の中には、過保護な親というのがいるわね。そして、いつまでも過保護な環境にいると、本人は何もできない人間になってしまうわ。

たとえば、四十歳の男性、Wさんのケース。

僕は、親の経営する印刷関係の会社で働いています。仕事といっても家業ですので、親に置いてもらっているような形です。

母親は受験にとても熱心で、小学校から私立へ行きました。

なんやかんやで家を出たことはなく、大学も実家から通いました。社会的なことは母親が全部やるので、まったくわかっていません。バイトも含め、外で働いたこともありません。なんでも母がやってくれるので、役所の手続きもお恥ずかしい話ですが、よくわかりません。

「結婚はどうだ」とたまに父に言われますが、正直興味がありません。というか、必要を感じていないのです。若い頃、気になる女性はいるにはいましたが、両親が彼女を品定めすることを考えると、気が進まず、結局付き合いを深めるに至りませんでした。

現在は実家で生活しており、給料は母親がすべて管理し、必要なお金はお小遣いとして渡されています。食事もつくってもらっていて、この生活はすごく楽だと思うんですが、このままではいけない気がします。

いわゆるマザコンというやつなんだと自覚はしているんですが、どうしたらいいのかわかりません。

答えは一言ね。**さっさと自立なさい！**

「このままではいけないんじゃないか」と思い始めてきたということは、「このままじゃいけない」ということよ。Wさんは間違いなく、過保護な状態だもの。

「誰かが何とかしてくれる」依存体質になってない？

過保護な環境に置かれた子どもは、自分が要求しなくても、親が先回りしてやってしまうので、自分の主張すらできない、そもそも自分の気持ちが自分でもよくわからないのよ。

また、何もかもが満ち足りているのが当たり前の状態なので、ストレスを抱えたときにうまく表現できず、発散することもできない状態になりがちね。

自分の抱えたストレスをうまく表現できない場合、精神疾患につながることもあるわ。

たとえば、おなかが痛い、気持ち悪い、下痢、頭痛など、体の症状が出現する身体表現性障害。ストレスが抑制されて、体の症状として表現されているということね。

あるいは拒食症などの摂食障害。この場合は食べすぎたり、食べなかったりということで、自分の主張の代わりをさせているという考え方ね。

また、誰かが何かをしてくれるというのがクセになってしまうので、依存的で自ら決断できない性格にもなりがち。

つまり、過保護でいいことは何もないのよ。

親が子どもを保護するのは当たり前だけど、それも程度によるわ。過ぎたるはなお及《およ》ばざるがごとし。過保護もゆがんだ親子関係の一つなの。

気づいたら「何もできない人間」になってしまうかも？

子どもというのは、本来たくましく適応するものよ。親が過保護だと、反抗するなり、家を飛び出すなり、なんとかして、不自然で不自由な環境から抜け出そうとするの。

でも、Wさんのように、親の言うとおりにして適応する場合もあるわ。つまり、自分では何も考えないようにして、親に思う存分、保護させてあげることで、親の気持ちに応えるの。それが大人になるまで続いてしまっているのよね。

一見、親は子どもに尽くしているように見えるけれど、実際はその逆。生きていくのに必要な術《すべ》を身につけさせないという意味で、子どもをダメにしているわ。

これは「共依存」の状態で、親は「この子は自分がいないとダメなんだ」と思うことが、知らず知らずのうちに生きがいになっているのよ。

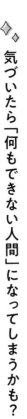

過保護は依存であり、親のエゴでもあるの。

Wさんは、すでに問題点に気がついているはずよ。親はいつまでもいるわけじゃない。親がいなくなったら、Wさんは誰の気持ちに応えてあげればいいのかしら？　四十年という年月がすでに流れてしまったけれど、今からでも遅くはないわ。

一人で生活していくために必要なことを、今のうちに自分でやっていくしかないの。まず一人暮らしからでもいいわ。自分が行動しなきゃ、何も変わらないの。後に回せば回すほど、何もできない人間になってしまうわ。

過保護に気がついたのなら、その瞬間から自分の頭で考え、自分で行動なさい。何もかもやってくれる親は、いつまでもそこにいないの。いなくなったとき、途方に暮れるのは自分自身よ？

27
「矛盾を抱えた自分」への不満を親のせいにしてないかしら？

大人になっても恋愛や結婚、仕事、勉強など何かと親と意見が合わない。そのために、なんとなくストレスをためこんでしまう人って、意外と多いんじゃないかしら？

でも、本当は「親とうまくいかないこと」が問題じゃないかもしれないわよ？

S君のケースをご紹介するわね。

僕は二十二歳のSといいます。実家で親と暮らしています。専門学校を卒業後、学習塾の事務部門に勤めて二年になります。親とは、いつも意見が合いません。日常の小さな意見の対立は、あまり気にしないようにして流しているんですが、今、自分の決断を、わかってもらえず悩んでいます。

今、塾に出入りしているリース会社の営業職に誘われています。仕事も面白そうだし、そこの社長や会社の人の雰囲気に惹《ひ》かれたこともあり、転職を決めました。

しかし、そこまではいいんですが、親は〝営業職〟という響きに過酷なイメージを持っていて、「やめろ」の一点張りなんです。まだ僕は自立できるほど稼ぎがなく、貯金するにも時間がかかるため、実家から通いたいんですが、親の理解がないと難しそうです。

受験や就職のときも、親とちゃんと話し合ったというより、どちらかが妥協した感じでしたが、さすがに大人になった今は、自分の考えで動きたいと思っています。

◇「一人でやっていく覚悟」がキーポイントよ

よくよく考えてみると、自分の仕事のことなんだから、最初から決める権利はS君にあるのよね。いくら親が反対したって、S君がやりたいことを親は止められないわ。

親ができるのはアドバイスであって、強制はできないわよ。自分の決断をなるべく親に説明すべきだと思うけれど、認めてもらう必要はないのよ。

じゃあ、何が問題かというと、**どこかで親に頼ろうとする部分**なのよ。

たとえば「実家にいながら転職したい」というところね。稼ぎが充分ないというのは理由にならないわ。S君は家賃の安いところを探したり、我慢できるところは妥協したりするなど、ちゃんと検討してるのかしら？　その気になりゃ、なんとでもなるはずよね。貯金が、稼ぎが……って言ってるだけで、本当に自立したいという感じがしないのよね。

つまりね、S君の言ってるのはこういうこと。

「実家で暮らしたいし、自立はできないけれど、自分の考えで動きたい」

これ、すごく矛盾しているわね。

これを**「認知的不協和」**と言います。

アメリカの心理学者、レオン・フェスティンガーが提唱した概念でね、人が自分自身の中で、矛盾する認知を同時に抱えこんだ場合、すごく不安定で不愉快な気分になるとされてるの。

これを解決するのは、たった一つ。ものごとをシンプルにとらえて、矛盾を解消するように行動することよ。

つまり、

「実家で暮らしたいし、自立できないから親の言うことを聞く」
「自分の考えで動きたいから自立する」

このどちらかを選ぶということよ。

S君は、実は、親への不満じゃなくて、矛盾を抱えた存在である自分に不満を持っているのよ。

まあ、自立するといっても、今すぐに家を出なさいと言ってるわけじゃないの。いざというとき、「一人でもやっていけるさ」という覚悟を持ちなさいってこと。

それがあれば、親と意見が合わないことがそんなに気になるはずがないわ。親と意見が合わなくてもやっていける環境をつくればいいのよ。

5章

人生の〝なんとなく不安〟をぶっとばしなさい！

……折れない、くじけない心のつくり方

28 人生って、旅と同じ。「過程を楽しむ」ことが幸せのコツよ

何かをしなければ、幸せを得られないと思っている人がいるわ。

たとえば、従来型のうつ病の方。

「自分は○○しなければならない」と周りに期待されていると思い、そのように動くの。自分は真面目でなければならない、自分が引き受けなければならない、自分は逃げるわけにはいかない。

常にそう考えているから、ラットレースのように生きているの。次から次へと

達成目標が必要になり、挫折《ざせつ》すれば自分を責めて動けなくなるわ。

たとえば、境界性パーソナリティ障害の方。

常に「目の前の人に愛されている」という証拠が欲しくて、気を引こうとリストカットや大量服薬などをして、周りを振り回してしまうの。「見捨てられていない」という証拠を得ることが、達成目標になっている。それを常に求めないと、生きていけないのね。

そんな生き方を選んでいるのは、別に従来型うつ病の方や、境界性パーソナリティ障害の方に限らないわ。気がついたら、あなたもそんな生き方を選んでいるかもしれないわね。

「達成感」と「幸せ」って、別ものなのよ

ところで、幸せってなんだと思う？

出世すること？

憧れの職業につくこと？

お金持ちになること？

賞を取ること？

好きな人と結ばれること？


もし、こういうものが幸せに見えるのであれば、あなたは幸せじゃないかもしれないわ。実はこれは幸せではなく、目標だから。

あなたが目標にたどりついたときに得られるものは達成感。

そして、**達成感と幸せって別もの**なのよ。達成感は一時的な満足を与えてくれるけれど、本当の幸せではないの。

もし、達成感を幸せだと勘違いしちゃうと、大変よ？　達成感は、目標にたどりついてしばらくしたら消えてしまうわ。だから、達成感を幸せと勘違いしていると、次から次へと目標をつくって走らなきゃいけないの。

そんな生き方は、やがて破綻《はたん》するわ。次の目標がなくなったら、幸せにはなれないもの。たとえ、世界全部を手に入れても、幸せにはなれない。マグロのような回遊魚は、常に泳ぎ回っていないと呼吸ができなくて死んでしまう。まさにそんな生き方なのよ。

「出会いを味わう」のが人生の醍醐味

本当の幸せというのは、「今、感じること」ができるもの。目標にたどりつくことではないの。

自分が目標に向かって努力し、さぼり、喜び、疲れ、笑い、泣き、眠り、食事をし、その過程を楽しむことが幸せなの。

そこには、思いがけない出会いがいっぱい詰まっているはずよ。思いがけない体験や、人との出会い、今まで興味がなかった本を読んだり、映画、音楽に触れたりなどね。

ところで、みなさん、旅行ってお好き？　旅行って、目的地に着くことが目的かしら？　違うわよね。目的地に着くまでの過程を楽しむものでしょ。

どこでもドアみたいに、いきなりドアを開けて到着したって、旅行の醍醐味は得られないものね。

人生って、旅によくたとえられるけれど、まさにそういうことよ。

いろんな事柄との出会いを味わわずにスルーしちゃってる人、目標までの最短距離ばかり求めちゃう人は、**出会いを味わう**ようにしてみたら、どうかしら？

将来の幸せのために準備するだけの人生なんて、イヤでしょ？

29

「この人を逃したら、もったいないかも？」と思ったときは

パートナーにめぐりあえるのは素晴らしいこと。

パートナーと過ごし、一緒に成長していく時間は、何ものにも替えられない宝物だとは思うわ。

でも、何がなんでもパートナーをつくらなきゃ、というわけじゃないのよ。

たとえば、外資系企業に勤めるR美さん（三十二歳）。

私は、ここ五年ほど、お付き合いした男性がいません。それでも仕事も充実して楽しく、特に不満はありません。しかし、三十代に入り、友人がどんどん結婚していくのを見ると、このままでいいのかな、という気分にもなってきました。ちょうど、そんなタイミングで、取引先の方から夕食に誘われました。

その方は背も高く、自分に自信を持っていて、かなり押しの強いタイプです。何度かデートをしましたが、自分の話ばかりで、こちらはうなずくばかり。たまに私から話題をふってみても、話が広がらず、一緒にいてもあまり楽しくありません。

相手の方は、ちゃんと私とお付き合いしたいと言ってくれてはいます。周りの友人は付き合っちゃいなよ、と言うのですが、いまいち踏ん切りがつきません。しかし、私の年齢も年齢ですし、あまりぜいたくも言えないのかなと思って悩んでいます。

正直なところ、別に一人でも構わないや、という気持ちなのですが、なんだかモヤモヤしてしまっています。

あら、別に一人でいいんじゃないの？　だってさ、一緒にいて楽しくもない相手に時間を割《さ》くのって、もったいないじゃない。

「損したくない」気持ちより大切なことがあるわ

人間には**「損失《そんしつ》回避《かいひ》」**という心理状態に陥る傾向があるわ。簡単に言うと、「儲《もう》けを出すより、損をしたくない」という心理状態ね。

たとえば、あなたが観たくもない映画のチケットを間違って買ってしまったとしましょう。よくよく考えたら、観たくもない映画に行くぐらいなら、その時間をほかのことに使ったほうがいいわけよ。

でも、「買ったチケットのお金を損したくない」という気持ちに駆《か》られて、ついつい観たくもない映画を観に行ってしまうの。

このように、損失回避という心理状態は、判断を誤らせる可能性があるのよ。

あなたはその男に興味がないのよ。多分、見た目は割といい男なんじゃない？だから、周りが勝手に盛り上がっちゃってて、「この人と付き合わないのは、もったいないのかな」っていうのが、あなたの本音じゃないの？

まさにこの「損失回避のワナ」にあなたはハマってるの。

こうした事態を避けるには、自分の判断に自信を持つこと。あなたの場合、一人でいることに自信を持つことよ。今はせっかくの出会いをムダにしたくないからって、ムリやり「パートナーが必要」だと思っていないかしら？

時と場合によっては一人でいるという選択も、パートナーを見つけるという選択と同じくらい大切なことなのよ。

・あなたは一人でもいいと思ってる。
・彼のことは好きではない。

なら、答えなんて見えてるでしょ。

でも、このアドバイス、場末のゲイバーでは絶対しちゃいけないの。ふられたオカマたちが口々にこう言い合うのが目に見えてるわ。


「アタシ、本当は一人でいいの、ちっともオトコなんか欲しくないんだからねっ」

「そうよ、別にクリスマス・イブに一人だっていいじゃない、全然うらやましくないんだからっ」

「そうそう、同棲していた元彼、『もっといいヤツ見つけたから、出てくわ』とか言ってたけれど、勝手に出て行くがいいわ！　アタシよくよく考えたら、あんなヤツどうでもよかったのよ。一人のほうが、ずーっと自分に合う。

あーっ、せいせいしたわ」
「お一人様同盟バンザーイ」
「バンザーイ」

ええと、彼（女）らは、明らかに本音ではパートナーが欲しいと思ってるのよね。自分の本当の心の声を無視すると、こんなふうになっちゃうわ。

アテクシが言いたいのは、一人でいることが自分にとって必要だと思ったら、周りに流されずに自信を持ってそうしなさいってことなのよね。

そこが抜け落ちていると、このように痛々しくなるわ。

30

「婚活」に疲れた人に言っておきたいことがあるの

ずいぶんと前から、婚活ブームよね。でも、なかなか思うように相手が見つからず疲れてきた。そんな人も、いるんじゃないかしら？　アテクシのところにも、こんなお悩みが聞こえてくることがあるわ。三十一歳会社員、K子さんのケース。

私は三十五歳までに結婚したいと願って、今、婚活中です。出会いの機会は増えてきたのですが、うまくいきません。

タイプではない相手に好かれ、いいなと思う人とは進展もなく、だんだん疲れてきました。

友人は結婚しているか、ずっとお付き合いしている彼氏がいる人ばかりで、私が相談しても、理想が高いと言われるだけ。

どうしたら先生のような素敵なパートナーを見つけられるのでしょうか。震災後、ますます家族が欲しくなり、気持ちが焦るばかりです。


確かに、出会わなければその先もないわけだから、婚活も大事よ。

でもね、**結婚って、自分が選ぶだけじゃダメで、相手にも選ばれなきゃいけないの。**

昔と違って、適齢期になったら結婚しなきゃいけない時代でもないんだからさ、わざわざ自由を束縛されてまで一緒にいてもいいと相手に思われる人にならなきゃ。

結局ね、なんやかんや言って、**最終的には自分につり合った相手に落ち着く**もんなのよ。よく、相手の欠点ばかりなじり合ってるカップルがいるけれど、傍《はた》から見たら、お似合いの二人なのよ。

もっとふさわしい相手がいたのに、なんて思っているのは当の本人だけでね。

◇「いいな」と思う相手はどんな人を探しているのかしら？

恋愛のテクニックについて書かれた本が、巷にはあふれているわ。

「いい男をゲットするためのウンタラカンタラ」「恋愛塾ウンタラカンタラ」「恋愛で勝ち組になるウンタラカンタラ」「恋愛心理作戦ウンタラカンタラ」……もう恋愛に関するウンタラカンタラがいっぱいで、何していいか、わかんないわよね。

たとえば「メールにはすぐ返信するな」と書いてある本もあれば、「メールにはすぐ返信しろ」と書いてある本もある。

「あー、もう、どっちなの」って感じよね。

アテクシから言わせてもらえば、どっちでもいいっ。ただひたすら小手先のテクニックだけ身につけて婚活したところで、そんなのに引っ掛かる相手というのは、所詮それだけの人間なのよ。

あなたが素晴らしい相手と結ばれたいと思うのなら、自分が素晴らしい人間になろうとしなきゃね。


じゃあ、どうすればいいかというと、選ぶのではなく、「選ばれるような自分」になろうと意識すること。

たとえばK子さんは、「いい相手が見つからない」ことに気持ちがとどまっていて、**「いいなと思う相手がどんな人を探しているか」という視点**が足りない気がするの。

「どんなに疲れていても、癒してくれる」

「自分がだらしないところは、しっかりサポートしてくれる」

「自分にはない価値観を教えてくれる」

など、人がパートナーに求めることは様々だけど、相手の求める「ツボ」というものがあるのよ。自分の長所短所を客観的に見て、ツボとなるポイントを伸ばしていくことも必要よ。

それから焦らないこと。K子さんは明らかに焦っているけれど、焦ると足元を見られて変なヤツが寄ってくるのよ。

「変なヤツと一緒になるぐらいなら、一人のほうがマシ」と腹をくくれば、疲れることもないわ。


まとめると、こんな感じよ。

婚活は「探す努力」と「磨く努力」。あとは焦らず天命を待つの。

31

ニートから脱出したいなら、まずは「形」から入るのよ

学校は卒業したものの、特に仕事を探すわけでもなく、なんとなーく親元で過ごしているうち、月日が流れている人って多いみたい。

いわゆるニートの問題ね。

これじゃダメだとわかっていても、だらだらと過ごしてしまう。

今回ご紹介するEさんも、その中の一人よ。

僕は今年、三十一歳になる、Eといいます。情報ビジネス系の高校を卒業したあと、一応、就職活動はしたのですが失敗し、そのまま親元で暮らしています。

地方暮らしのせいもあるのか、小学校、中学校時代の友人はもう結婚していて、独身は自分くらいなもんです。

卒業後一年半ぐらいは、コンビニでバイトをしていましたが、そこがつぶれてしまいました。その後すぐに仕事を探し、倉庫の商品管理のバイトを見つけたのですが、寒くて腰が痛くなり、一日でやめちゃいました。

それからは特に仕事をせず、家にいます。お恥ずかしいのですが、毎月、親からお小遣いをもらって、なんとかやっています。

毎日、テレビを見るか、ネットをするかで一日が終わってしまいます。たまに友達と出かけることもないわけじゃないんですけど、忙しいからそんなにかまってもらえません。

毎日がつまらないです。彼女もいません。

思えば、努力を避けてずっと生きてきてしまったなあ、と思います。就職だけじゃなく、勉強も大してしてたわけじゃないし。多分、努力が嫌いなんです。とはいえ、今さら働く気にもなれず、やる気を起こすスイッチが、ある日突然入ればいいのにと、ぼんやり思いながら過ごしています。こんな毎日を変えられる方法が知りたいです……。

やろうと思ったら今すぐにだって行動できるんだし、すぐにでも仕事を探しなさいよ。「やる気のスイッチ」なんて、自分にしか入れられないわよ。

……と言いたいところなんだけど、それができれば苦労はしないのよね。

人間って、一旦楽なほうに行くと、なかなか苦労する方向には進めないものだしね。

三十一年ずっとそうやって生きてきたんだから、努力しようとしても、ちょっと難しいでしょうね。

◇◇「小さなこと」から行動を起こしてみることね

そこでアテクシからのアドバイス。

まずは「形から入る」のよ。努力するにしても、いろんな段階があるわ。

たとえば、運動の習慣がない人に、「さあフルマラソンに出なさい」と言っても、それはちょっとムリよね？

ウォーキングの習慣をつけるところから、軽いジョギング、きつめのジョギング、短いマラソン、ハーフマラソンと、だんだん目標を高く設定していかないと。

これと同じで、仕事をする努力も自分にできそうなところから始めていくのよ。

具体的には、まず規則正しい生活をする。平日は働いている人と同じような時間に起きて、同じ時間に食事をし、同じ時間に寝る。

だらだらと過ごしているのが当たり前になっていたら、それだけでもそれなりに大変だと思うわ。

そして、規則正しい生活ができるようになったら、定期的に出かける。たとえば図書館などに通い、一定の時間はそこから動かない。それがクリアできたら、コンビニなどのバイトを短期間から入れていくのよ。

こういった工夫は、うつ病回復期のリハビリなどでも用いられているわ。


あとは友達とも定期的に会ったり、連絡を取ったりすること。その友達は、仕事をしていて忙しいぐらいでいいのよ。かまってもらうためじゃなくて、自分に刺激を与えてもらうために連絡を取るの。

だから遊ばなくても、ちょっと食事したり、電話で近況を報告し合ったりするだけでもいいのよ。

このまま誰とも疎遠になって、「一人でもいいや」ってなっちゃうと、本当に抜け出せなくなるわ。自分とは環境の違う、いい刺激を与えてくれる友達をちゃんとキープしておくのよ。

行動は、今すぐにでも起こしなさい。年をとればとるほど、なかなか行動できなくなるの。

どんな小さなことでもいいから、まず努力を開始することが大切よ。

32 「他人に期待する」って、すごく傲慢なこと

アテクシはジョセフィーヌと出会って、彼からたくさんのことを学んだわ。その中でも、何度も助けられてきた、大切な言葉があるの。

いわばキング・オブ、いやオカマだから「クイーン・オブ・座右の銘」ね。

それは**「他人と過去は変えられない」**ということ。

かつて、アテクシが友人だと思っていた人間に、大事なことでずっとウソをつかれていたことがあったのね。もしかして当の本人がこの本を読んでいるといけないから、詳しくは書かないけど。

それまで、なんでも言い合える友達だと思っていただけに、ショックだったわ。長い付き合いだったし、いろいろ思い出もあったんだけど、すべてがウソ臭く思えちゃってね。最初から距離を置いておけばよかった、なんて思ってたのよ。

そんなときに、ジョセフィーヌからこう言われたわ。

「アンタ、その**友人に『こうであってほしかった』って期待しすぎ**なのよ。もともとそういう人だったんでしょうし、今それがわかったからいいじゃない。他人と過去は変えられないのに、ウジウジしてても、なんにもならないじゃない？これからは、そういう人だと思って、アンタが付き合いを変えればいいだけのことよ」

アテクシ、それを聞いて、はっと気がついたの。

当たり前っちゃ当たり前なんだけれど、「他人と過去は変えられない」ってことを、うっかり忘れそうになるのよね。その結果、人はどうしようもない悩みにとらわれて先に進めなくなるのよ。

それって「自分の都合」を押しつけてるだけよ？

まず、他人を変えようとする行為。

これって、「実はできるんじゃないか」って思っちゃうじゃない？　確かに、他人によって自分が変わるということはあるわ。でも、それって、よくよく考えたら他人の言葉を受け入れて、変わろうとしたのは自分なのよね。

決して他人がムリやり自分を変えたわけではない、ということよ。

「他人は変えられない」ということを別の表現で言うと、「他人に期待をしない」ということになるわ。

期待って一見素敵な言葉のように見えるんだけどね、実際にはとんでもなく図々しい言葉よ。だって、**他人に期待するというのは、他人を自分の都合のいいように変えようとする行為**なんですものね。

友人に期待する、親に期待する、子どもに期待する、恋人に期待する、夫に期待する、妻に期待する。どれも**相手を変えようと、自分の都合を押しつけているのよ。**

その結果、相手が期待どおりに動いてくれないと、常に不安になる。期待から外れたとき、どうしていいのかわからなくなる。期待したあなたが悪いのに、相手に裏切られたと思う。

いい？　どんなにがんばったって、他人を変えることはできないのよ。

過去は「反省」するもので「後悔」するものじゃないわ

そして、もう一つ変えられないもの。それは過去。

タイムマシンなんて存在しないの。誰だってわかりきってることよね。でも、こんな単純なことを人は忘れるの。ああしていればよかった、こうしていればよかった、ずっとそればかり考えて、そこから抜け出せなくなることがあるの。

どんなに考えたって、過去をやり直すことはできないわ。過去にとらわれている間にも、今の瞬間瞬間が、どんどん変えられない過去に変わっていくの。時はとてもシビアだわ。

アテクシたちにできるのは、今からどうするのか、常にそれだけなのよ。過去は反省するもので、後悔するものではないの。

過去から何かを学習し、これからの自分の選択に生かしていくしかないの。なのに、過去から何かを学ぶつもりが、ただ過去を後悔するだけになってしまっているってことがよくあるのよ。

たとえば、何かがあれば自分を責めてしまう「自責思考」も、よくよく考えればこのパターンね。

過去をクヨクヨと思い出し、自分を責めてしまうの。責めたところで、何かが変わるわけじゃない。過去に失敗したと思うなら、これからはこうしようと自分の行動を変えていくしかないのよね。

自分を責める→ああしていればよかった、こうしていればよかったと後悔する→自分を責める、を繰り返し、とうとう「自分なんか消えてしまえばいいんだ」と死にたくなってしまうのね。

何かに行き詰まったとき、一呼吸おいてから、この言葉をつぶやいてみて。


「他人と過去は変えられない」

必ず何かが開けてくるはずだわ。

33

「運がいい人」は自分の打順が来るまで努力してるのよ

周りにこんな人いないかしら？

誰かがうまくいくと「あの人は運がいいから」と言い、自分がうまくいかないと「運が悪いから」と言う、そんな人。

でも、それはまったくのウソよ。運のいい人というのは、ふだんから他人の目に見えない努力を重ねているものよ。だからこそ、チャンスがめぐって来るし、チャンスがあったときも、しっかりつかんで生かすことができるの。

そして、そういう人は努力によって、様々な障害や危険を察知し、避けることができるから、不運も訪れない。もし、障害や危険に出くわしてしまったとしても、それを乗り越えて人生の糧《かて》にしてしまうのよ。

一方、何の努力もしていない人に、突然運は訪れないし、運と呼べるものが来たとしても、つかめない。それどころか、気づきもしないでしょうね。

運のいい人は、「運がいいから」と言い放つだけの人には決してわからないところで、泥臭い数多くの努力を積み重ねてきて、その結果として「運がいい」んです。

「言い訳」なんてしてる間に自分を磨くことね

たとえば、シンデレラ・ストーリーで有名な、マライア・キャリーも、売れる前はウェイトレスなどをしていたのよ。ニューヨークに出てきて歌の仕事を探すうち、なんとか有名歌手のバックコーラスになることができた。そして、職場のパーティで、たまたま来ていたCBSレコード（現ソニー・ミュージックエンタテインメント）の社長にデモテープを渡したら、見事デビューすることができたの。

それをラッキーと片づけるのは簡単だけど、マライアが歌声を磨かなかったら？　ニューヨークに出てこなかったら？　音楽の仕事を探すのをあきらめていたら？　デモテープをつくらなかったら？　デビューするチャンスを探そうとしなかったら？

「運が」「運が」なんて日頃から言っている人は、うまくいくものもうまくいかないわ。

それはただの言い訳だし、そんな言い訳を一体誰のために言っているのかしらね？

34

SNSで疲れるくらいなら、やめちゃいなさい！

インターネットの登場によって、アテクシたちの世界は大きく変わったわ。フェイスブック、ツイッター、ブログ、ミクシィ……。

まったく会ったことのない、国さえも違う人間とリアルタイムでコミュニケーションできるようになった。リアルとはまた別の人間関係を、ネット上に築きあげることが可能になったのよ。

それとともに、ネット上の人間関係で疲れ果ててしまう人も多くなってきたわ。

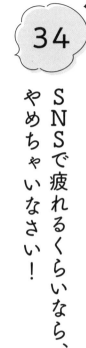

いわゆる「SNS疲れ」の状態ね。アテクシもそういったご相談を多く受けるの。
大学生のF代さん（二十一歳）の例を紹介するわ。

昨年の年末からブログを始めました。毎日あったことを書いたり、写真が好きなので、目に留まったものを撮って、アップしています。そのうちに「写真がうまいね」「私も写真好きなので友達になりませんか」などのコメントをいただくようになり、ブロガー仲間ができて和気あいあいと盛り上がるようになりました。ですが……困った人からの注意やアドバイスが連日コメントとして書きこまれるようになってしまい、参っています。

その人は最初、普通にコメントしていたのですが、徐々に、
「そのアングルはおかしい」
「その写真を真似して撮ろうとしたら、危険だからそんなのは載せるべきではない」

「変な顔でプリクラを撮って、いい年して恥ずかしい」

などのイヤがらせとしか思えないようなコメントをしてくるようになりました。私としては彼女がなぜこのようなコメントをしてくるのか、まったく心当たりがないのです。最初はなんとかコメントを返していましたが「親しい」と思われているのか、はっきり意見を述べたコメントを入力してきます。

その人は私と同じ「写真コミュニティ」にも入っており、共通のネット上の知り合いが多くいます。下手に関係を切ると、後でどのように言われるかわからず、それも躊躇《ちゅうちょ》してしまいます。

私が過剰に反応しているだけだとは思うのですが、もうこの人の相手はしたくないのに、私にとっては負担になる「明後日《あさって》の方向を向いた」コメントを毎日のようにしてきます。

ブログには必ずあるリスクだとは思いますが、ネット上の人付き合いはどうしたらよいでしょうか?

実はSNSには、**ハマってしまう心理的な「しかけ」**がたいてい用意されているの。

それが読者からの反応を示す機能よ。たとえば、フェイスブックの「いいね！」、ミクシィの「足あと」、アメーバブログの「ペタ」、FC2ブログの「拍手」などよ。ブログのコメントも、その一つね。

これらは、**他人から認められたいという「認知欲求」、自分を受け入れてほしいという「親和欲求」を利用**しているの。

リアルな人間関係がなくても容易に満たされるので、クセになっちゃうのよ。

いちいち反応するから疲れてしまうの

F代さんのような人へのアドバイスは、とてもシンプルよ。

「SNSで疲れるぐらいなら、やめちゃいなさい！」

そもそも、ネットだけの人間関係はフィクションと同じなのよ。ネットの向こうにも別の人間がいるというだけ。

いちいちリアルと同じように反応する必要はないのよ。F代さんの例でいえば、コメントを削除したっていいし、放置したっていいし、ブログをやめちゃったっていい。本来ネットは便利に使い、楽しむためにやるのよ。

やりたいときにやって、やりたくないときにはやらなくていい。ビジネスでやるのじゃなければ、義務なんかないのよ。本当の友達ならば、コメントを返さないだけで仲が悪くなったりしないわよ。

そうそう、ネットといえば、この間ミヤコとMママの店で飲んでたのよ。

アテクシ「なに、ママさっきから携帯見てニヤニヤして気持ち悪い」
ミヤコ「だいたいこんなときはオトコでしょ」
Mママ「当ったりー。あのね、掲示板で知り合ったのよ。今度一緒に食事するのぉ」
ミヤコ「ええっ、写真見せなさいよっ」
Mママ「じゃあ、特別に見せてあげる、じゃーん」
アテクシ「あら、なかなかいいオトコじゃない？」
ミヤコ「……これ、最近できたアタシの彼氏（の一人）なんですけど」
Mママ「な――――に――――、こいつ独り身だって言ってたわよっ」

まあ、よくある話だわ（汗）。

35 人生にもプランが必要。「優先順位」をつけなさい！

人生、行き当たりばったりで過ごしていると、いつの間にか年をとっていくわ。
たとえばOさんのケース。

私はサラリーマンのOと言います。三十六歳になります。某食品メーカーに勤務して、もう十四年になります。昨今の厳しいご時世、会社が傾きだし、人員削

減はあるわ、勤務地異動はあるわで、とうとう地方勤務となりました。かなりしんどいですが、やめるわけにもいきません。世渡り上手な同期は、五年前に会社に見切りをつけて、会社を興《おこ》しております。うらやましいと思う反面、自分にはムリだとわかっております。

最近は仕事がますます忙しくなって、独り身のさびしさが身にしみます。彼女もいませんし、仕事で疲れ果て、探す気力すらありません。私はもともと奥手なほうでして、二十代のときは大学のかわいい後輩が慕《した》ってくれたこともありました。しかし彼女も、気がついたらほかの人と結婚していました。

今はこのまま年を重ねるしかないのかと、なんとなく不安な気持ちです。なんだか忙しさにかまけて、人生をちゃんと考える余裕がないまま来てしまっている感じです。

婚活会社に行ってみたら、と親にはすすめられますが、なかなか足が向きません。父親は「うちの息子でも構わないという女性はいないのか?」と周りに聞いて回っているようですが、なんとなくしゃくにさわっています。

どうしたらいいんでしょうね。

〇さん、すでにおじいさんみたいだわ。

時間というのは単調な生活をしていると、あっという間に過ぎ去っていくのよ。今は三十六歳だけど、気がついたら四十代になり、五十代になり、六十代になっているわよ。

「ジャネーの法則」というのがあるわ。これは十九世紀の作家であり、哲学者でもあるポール・ジャネーが唱えたもので、「生涯のある時期における時間の心理的長さは年齢の逆数に比例する」というものよ。

たとえば、十歳にとっての一年は二十歳の二年に、三十歳の三年に相当して感じられるというわけね。証明できる説ではないけれど、感覚として納得できるわ。

小学生のときの一年と、今の一年だと、明らかに小学生のときのほうが長く感じたものね。

この法則のとおりだとすると、この方の寿命が七十二歳だとして、今人生の半分まで来てることになるけれど、体感としては四分の三ぐらいはすでに過ぎ去っているのよ。

これって、すごく怖い話じゃない？　人生って、自分で思うほど長いもんじゃないのよ。

いくら仕事が忙しくても、このままだと流されて、あっという間に人生終了よ？　じゃあ、どうすればいいか。答えはたった一つよ。

人生もちゃんとプランを練りなさい！

脳に「新しい刺激」を入れると毎日が楽しくなるわ

どんなに忙しくても、きちんと時間を取って、常に「人生のプラン」を練らないとダメよ。

たとえば、六十歳、七十歳になって子どもが欲しいと思っても、なかなか難しいでしょう？　いつかは世界一周旅行なんて言ってても、絶対実現しないわよ。そのときに、お金と時間と体力を残していないと、そんなことできないもの。その年齢、そのタイミングでやっておくべきことってあるのよ。

勉強でも仕事でも遊びでも計画が必要なのに、一度きりの人生の計画を立てないなんておかしいじゃない？

Oさんが結婚をしたい、子どもが欲しいと思うのなら、しかるべき女性を探してお付き合いを深める必要があるわ。その時間がないのなら、仕事の形態を変える必要だってあるのよ。

ぼうっと過ぎ去っている間というのは、「何もしない」というプランを無意識に実行しているの。それって最低のプランよ？

それに、常に次のプランを考えて動くということには、もう一つメリットがあるわ。

それは**時間の感覚が長くなり、毎日を楽しめるようになる**こと。

ほら、考えてみて？　小さい頃というのは、毎日が新しい経験、刺激だったでしょ？

それがだんだん同じことの繰り返しになり、新しい刺激がなくなってくる。○さんのように、毎日同じ仕事に追われるようになると、忙しくてもほとんど同じことの繰り返し。体は疲れていても、刺激は何もないのよ。**脳に入ってくる新しい刺激が多いと、時間って長く感じる**のよ。

新しい場所に出かけるとき、行きの道のりはとても長く感じる。でも、帰り道は早いわ。一度経験したことは早く感じられるのよ。

常に人生のプランを考え、新しい行動を取る。短い人生を満喫するには大切なことよ！

36
不安は「このままじゃいけない！」というアラーム機能よ

ここでは〝将来への漠然とした不安〟そのものにメスを入れるわよ。
たとえばRさんのケース。

私はパートで個人事務所の手伝いをしている、三十歳女性のRと申します。
二十六歳から同棲している彼がいます。子どもはいません。

彼は某スーパーチェーンの正社員で、お客さま窓口の担当です。残業もなく、十八時には帰ってきます。

今のところ子どもをつくる気はなく、籍を入れる気もありません。

お金がないからです。

そう心には決めているのですが、なんとなく二人とも将来に不安を感じています。籍を入れて子どもを持つとしたらどうすればよいか、なんとなく話したこともあるのです。でも、子ども一人に教育費が六百万円かかると友人から聞くと、やっぱりムリだ、と思ってしまいます。

私が、もっと儲かる仕事を探すというのもありだとは思うのですが、休みたい日に休めて、リフレッシュできる今の仕事をやめるのはもったいない気がします。

彼も、もっと稼ぎのいい部署に異動願いを出そうか……と考えたこともあるようです。でも、結局できる人の多い部署は不器用な自分には続かないかな、という結論になりました。

周りの友人は、結婚も子どもも、そうなったらなんとかなるよ、と言うんですが、傍から見ていると、どの夫婦も大変そうです。好きなものも買えず、外食も我慢しているように見えます。親と同居している夫婦も多く、それも窮屈《きゅうくつ》でしがらみが多そうです。

そこまでハードルの高い人生を送る必要はないかなとも思うのです。

今それぞれに貯金が二百五十万円程度、合計五百万円くらいありますが、このまま細々とためていくのが身の丈に合っているかなという感じです。

ただ、「老後がむなしいのはイヤだ」という思いがぬぐえず、二人とも将来に漠然とした不安を抱えています。

年をとったとき、打ちこめるものが思い当たらない。

子どもがいると、そこに楽しみがあっていいような気もします。

今は自由でとっても充実していますが、友人は結婚したり子どもができたりして、だんだん遊んでくれなくなってきました。このまま友人と過ごす時間が減っていき、取り残されるのかな、とさびしい気持ちです。

今していることは将来につながっていないし、病気をしたらどうしよう？　という不安も含め、「人生の目的ってなんだろう?」と考えています。どうしたらいいでしょう?

あー、じめじめ湿っぽい! 暗い、暗いわよ。

不安はなぜ起こるか知ってる?

「今、何もしていないのに、先のことを考える」からよ。

Rさんたち、やりたいことがあるはずなのに、何もしていないわよね。ただなんとなく同じ生活を繰り返している。子どもが欲しいのなら、子どもを得るために必要な情報を調べて、行動を変えなきゃダメよ?

本当に教育費に六百万円かかるの? どこからか聞いてきた漠然とした数字を、言い訳の一つにしてるだけじゃないの?

三十歳で貯金が五百万円もあって、夫婦ともに仕事があって、夫も正社員。子どもの生涯にかかる教育費が本当に六百万円だったとしても、大学を卒業する二十二歳までで六百万円、一年当たり約二十七万円。月にして二万三千円くらい。これって本当にムリな数字？　ちゃんと具体的に検討した？　今ある五百万円を使えば残り百万円よ？

それに貯金がなくても、もっと厳しい仕事をしながらでも、子どもを立派に育ててる人なんて、いくらでもいるわよ？　本当に子どもが欲しいのなら、いくらでもやり方があるはず。

「お金がない」

なんて、ただの言い訳でしょ。やりたいことがあるなら、それに必要なお金は何がなんでも、どうにかするでしょう？　好きなものを買いたいとか、外食したいとか言うけれど、本当に子どもが欲しいなら、そんなの我慢できるでしょ。本当に欲しいものと、そうでないもの、どっちにお金を使う気？

籍を入れるとコストがかかるというのも、よくわかんないわ？　名実ともに夫婦になれば税金の控除《こうじょ》だとか、いろいろ有利なこともあるはず。なにも籍を入れたら派手な結婚式を挙げなきゃいけないわけじゃないし。

◇◇「はっきり分析」して「しっかり対応」するのが肝心ね

ちゃんと検討もしていない。計画も立てていない。行動も変えない。

そりゃ不安に決まってるわ。

Rさんたちは、なんとなく考えて、なんとなく生きているだけよ。人生いろんな選択があるの。否《いや》が応でも、常に決断しながら生きているのよ。

今のRさんたちは「なんとなく考えて、なんにもしない」という決断をしているの。意識していないだけでね。

もし、いろいろ考えて、子どもを持たない、籍を入れないという決断を自らしたのなら、何を不安がる必要があるのかしら？　子どもをつくるより、籍を入れるより、何もしないほうがいいと思ったんでしょ？　なら、それでいいじゃない。

また、ついつい忘れがちだけど、**不安というのは正常な感情の一つ**でもあるわ。不安は、脳の青斑核《せいはんかく》という部分が関わっていて、人間以外の脊椎《せきつい》動物にも広く認められる原始的なものよ。たとえば、野生の動物は不安を覚えると、耳をそばだて、目を凝らし、鼻をひくつかせるの。

なぜなら**不安は「このままじゃいけない」というアラーム機能**だからよ。だから本能的に、すべての五感を駆使して、その正体を見極めようとするの。そして、正体がわかったら、逃げるなり隠れるなりして、なんらかの対応を取るわけ。

ところが人間の場合、高度な社会の中に住んでいるから、不安に対応しなくてもすぐ命に関わるわけではないわ。だから、不安を抱えたまま、なんとなく過ごしてしまうのね。

現代社会の漠然とした不安の正体は、これが原因じゃないかしらね？

だから不安を感じたら、やることは野生動物と同じなのよ。何が不安なのかをはっきり分析し、その正体がわかったら、全力で対応する。それしかないのよ。

不安になるエネルギーがあるなら、最善を尽くすほうに回しなさいよ！

37

どんな悲しみも乗り越えられるわ

アテクシたちは、生きている過程で、様々な出会いを経験するわ。そして残念ながら、どんなに素敵な出会いであっても、いつか必ず別れが来るの。たとえ、運命の人であっても、家族であっても、死別というものがやがて訪れるわ。

アテクシは数年前、父を亡くしました。突然のことだったの。父が倒れる一週間ほど前、ふだんと行動が少し違っていたのを思い出すわ。

いつも休日は、家で寝ていることが多かった父が、倒れる前の最後の休日は、朝早くから起きて車の整備をしていたの。

「今日は昔のように、俺が運転してお前らをドライブに連れてってやる」

ここ数年、あまり運転することもなかった父だったので、家族みんなビックリしていたわ。それから久しぶりに、父が運転席に座ってドライブに出かけたの。

着いた先は、昔よく連れて行ってもらったショッピングモールだったわ。そこで親子三人でぶらぶら散歩したの。いつの間にかアテクシが一番速く、次に母が、最後にかなり遅れて父が歩くという形になったわ。

父はぼそっと言いました。

「俺も年をとったなあ。昔は俺が先頭だったのに」

ランチもそこで食べたの。バイキング形式だったんだけど、そこでも父はふだんと違う行動を取ったわ。なんと、母のために、食べものを取りに行っていました。ふだんは亭主関白で、絶対にそんなことはしたことがなかった父なのに。

「たまには、こういうこともやらんとな」

これが父との最後の食事だったわ。

父が亡くなった後、机の鍵のかかった引き出しから、一冊のスクラップブックを見つけました。そこにはアテクシの写真がたくさん入っていた。赤ちゃんの頃の写真、幼稚園での遠足の写真、海外旅行の写真……。

写真だけじゃなく、白い古びた封筒も出てきたの。中には、たどたどしく「父の日、いつもお父さんありがとう」とクレヨンで書かれた手紙と、手づくりの肩たたき券が入っていたわ。

アテクシはこらえきれずに声を上げて泣いてしまったの。

アテクシは身近な人が亡くなったことがなかったので、初めて知ったわ。人が亡くなると、悲しみに暮れる間もなく、たくさんのことをやらなきゃいけないってことを。さらに仕事を休むわけにもいかず、共倒れにならないようにと、アテクシは次のように工夫して乗り越えたわ。

①様々な感情を一時的なものだと切り離して受け流す

しばらくは自分を責めたり、運命や相手、自分、周囲の人間に怒りを感じたり、罪悪感を覚えたり、憂鬱になったり、様々な気持ちが脈絡もなく、突然湧いてきたわ。悲しみというより、もっと複雑な感情なの。だって長い時間をともに過ごした人ですもの。いろいろな気持ちが一緒に混ざって、一度に出てくるはずなのよ。言葉では言い表わせないぐらいに。

アテクシは、これらは一過程にすぎないということを心のどこかにとどめておくことにしたわ。

具体的には、ノートに気持ちを書きとめたの。文字にして読み返すことで、不思議と気が楽になったわ。よくわからないモヤモヤした感情は、不安を呼び起こすの。だから、目に見える形にして、整理したのよ。

やっかいなのは罪悪感。これにとらわれると、長期にわたって苦しむことになる。でも、これも一過程にすぎないはずなのよ。抑えきれない感情に耐えかねて、自分で罪悪感をつくり出しているの。自分が悪いと思うことで、大切な人が亡くなったという耐え難い現実に理由をつけようとしているだけね。

あなたの大切な人が、あなたを責めたてるわけがない。むしろあなたに、自分の分までしっかり生きてほしいと思うはずじゃない？　特に罪悪感に呑《の》みこまれないように気をつけたわ。

②我慢せず、いっぱい泣く

泣くと本当に落ち着いてくるの。泣くという機能は、必要だから備わっていると思うのよ。だから、いっぱい泣いたわ。涙は、アテクシと父との、絆《きずな》の証《あかし》だと思って。

③一人で耐えない

ジョセフィーヌや、母、友人や親戚など、父を知る人と、一緒に父について語りました。一緒に語り、一緒に悲しむことで、気持ちは落ち着くわ。そして、なるべく一人でいないように過ごしました。一人でいると、息が詰まりそうだったから。

我慢して、そういう思いに耐える必要は何もないもの。

④やることを減らす

父が亡くなるとお葬式の準備や、家の整理、親戚との連絡など、やらなければいけないことが山のように出てきたわ。ただでさえ精神的にダメージが大きい時期なので、どうしてもやらなきゃいけないことだけにしぼったの。

そして、自分がやらなくてもいいことは最大限、周囲の方にお願いすることにしました。

また、趣味はムリに行なわないことにしたわ。ときどき、気晴らししなければと思って、ムリに趣味ごとをする人がいるけれど、やりたくないときにするのは逆に負担になってしまうの。

⑤時には医療の力を借りる

一番最初に体に現われた症状は、不眠と食欲の低下だったわ。この二つを放置しておくと、精神的な不調から、時にはうつ病といった精神疾患にまで発展することがあるので、早めに対応することにしたの。

栄養を取らないと、精神的エネルギーも枯渇してしまうので、食欲がなくても、何か詰めこむようにしたわ。チョコレートでも、ドリンクでも、なんでもいいので。

そして、数日間、様子を見たけれどまったく眠れなかったので、ジョセフィーヌに診察してもらって睡眠薬を出してもらうことにしたわ。睡眠薬に依存するのは怖いと思う人もいるかもしれないけれど、不眠を放置しておくほうがよっぽど怖いことなの。必要なときに使うのであれば、決して依存にはならない。

悲嘆反応自体は、死別に対する正常な反応よ。でも病気じゃなくても、死別は人生の中で最も大きなストレスの一つだわ。精神的にはぎりぎりのところなので、対応を間違えると、病的な悲嘆反応に発展し、うつ病などの精神疾患に至ることもあるのよ。

あまりにつらい場合、我慢せず医療機関を頼ることは正しい選択よ。

心理学者のキャサリン・M・サンダーズは、『死別の悲しみを癒すアドバイスブック』（筑摩書房）という著作で、死別の悲嘆のプロセスについて次のように述べているわ。

第1段階……ショック
↓
第2段階……喪失の認識
↓
第3段階……引きこもり
↓

第4段階……癒し
↓
第5段階……再生

アテクシの場合、最初の一週間はバタバタして、あまり覚えていないわ。ショックで精神的にも麻痺《まひ》したような状態だったんでしょう。一番つらくなったのは、二週間目から一カ月目ぐらいまで。この時期にやっと父が亡くなったという認識が出てきて、同時に様々な感情が湧き起こってきたわ。

完全に乗り越えられたと思うのには、一年ぐらいはかかったでしょうね。それでも、ときどきふとさびしくなるけれど、その感情は父からの贈りものだと思って大切にすることにしてるわ。

二〇一一年三月の東日本大震災で、たくさんの人の命が奪われたわ。それと同時に、さらに多くの人々が身近な人を突然奪われることになりました。残された方々が、現在も自分の気持ちをどう保っていったらいいのか、悩み苦しんでいることだと思うの。
アテクシの体験は、そんな多くの方々の苦しみからすれば、ささやかなものかもしれない。でも、少しでも、お役に立てることがあるかもしれないと思って、ここに書き記したわ。

人は生まれるときも一人、死ぬときも一人。それでも死別ということは、悲劇にしか思えないかもしれないわ。時には、自分も死んでしまいたいと思うこともあるでしょうね。
それでもアテクシたちは大切な人の死によって、今生きている瞬間が無限ではないと知ることができるわ。あの人は亡くなってしまったけれど、あなたはまだ生きているの。

どんな悲しみも、必ず乗り越えられるわ。

それだけは確かよ。そして、悲しみを乗り越えたときに、気がつくと思うわ。
亡くなった人のためにも、精一杯生きなきゃいけないということを。

人生は一度きりで、あなた自身のものなんですもの。

おわりに――「Ｔｏｍｙワールド」を楽しんでいただけたかしら？

みなさま、「Ｔｏｍｙワールド」を楽しんでいただけたかしらね？

アテクシはもともと文章を書くのが好きで、勝手に学級新聞を発行しては配っているような子どもでした。しょっちゅう本ばかり読んでいて、ヒマさえあれば図書館や本屋に通っていたものだわ。

「いつか自分の書く文章で、みんなに感動を伝えたい」という夢がありました。小説家になりたかったの。でも、子どもから学生になり、大人になるうちに、その夢を心のどこかに隠してしまったみたい。

代わりに、アテクシは医学部に入り、もう一つの夢である医師になったわ。そしてアテクシは精神科医を選びました。精神科医は、自分の言葉がメスとなり、薬となる。小説家と同じように、自分の言葉を生かすことのできる仕事だからよ。それに、今じゃ誰も想像がつかないかもしれないけれど、当時は自分がゲイであることをなかなか受け入れられず、思い悩んでいたの。精神科医になることで、自分も強くなりたかったのよ。

精神科医を選んだことは、大正解だったわ。アテクシは、精神科医として経験を積む中で様々な言葉を学び、自分の中に取り入れていきました。自分がゲイであることも、うまく消化できるようになったわ。

そんな最中《さなか》、父が突然倒れたの。アテクシがブログを始めたのは、父が亡くなってちょっと落ち着いた頃のこと。父が亡くなるまで、アテクシはついつい忘れていたのよ。命には限りがあるということを。やりたいことは、やっておかなければならないということを。

そして、忘れかけていたもう一つの夢を思い出し、新たな決心をしたわ。「自分の言葉を、今度は文章に書いて伝えよう。自分の文章で、何かを伝えよう」と。

幸い、今はインターネットという手段で、自分の言葉を今すぐにでも発信することができる。アテクシがブログを書き始めたのは、二〇一〇年五月二十六日のことよ。

結果的に、ブログが反響を呼び、とうとうこの本を出すことができました。いつもアテクシを支えてくれたパートナーのジョセフィーヌ、お母さま、そしてブログ読者の方々、みなさまのおかげです。本当にありがとうございます。

では、最後にブログ定番の締《し》めくくりの言葉を使わせていただきたいと思いますわ。

この本、参考になったかしら？

文庫版おわりに

みなさま、アテクシのデビュー作はいかがでしたでしょうか？　当時、念願の出版が決まったアテクシは、天にも昇る気持ちでこの本を書き上げました。

この本では「楽しくて、役に立つ」をモットーとして、楽に生きられる方法を提示しつつも、面白く読めるようにと、ゲイバーのお笑いネタを項目の締めとして取り入れています。

できる限りのものを詰めこもうというアテクシのサービス精神からですが、今から見るとアテクシのキャラとはちょっと違っているかもしれませんね。

アテクシがブログ「ゲイの精神科医Ｔｏｍｙのお悩み相談室」を書き始めたときは、ちょうど父が亡くなった後でした。

クモ膜下出血で突然倒れた父は、自分で動くことも会話することもままならず、日々弱っていきました。アテクシは診察の合間に病院に行き、いつかはまた話せるように、また出かけられるようにと願っていましたが、その願いも叶《かな》わず一年後に他界しました。


時間と心がぽっかり空いたアテクシに、ブログを書くアイデアをくれたのは、当時のアテクシのパートナーでした。彼はブログでジョセフィーヌという名前で登場させています。

本が出来上がったとき、アテクシはその第一冊をジョセフィーヌに手渡しました。彼はアテクシの本を読んで、ボロボロ泣きだしたのを覚えています。ふだんは滅多に涙など見せない彼でしたから、ビックリしました。

そんな彼も、この本が出版されて一年後にこの世を去りました。当時のアテクシには、まったく想像もできないことでした。

相次いで大切な人との死別があり、アテクシは、「いずれ人は死ぬ」ということを突き付けられました。この経験から「みなさまに、よりよい人生を歩んでもらいたい」と思い、それが現在の執筆活動につながっております。

この本はアテクシの原点ともいえる作品で、精神科医Ｔｏｍｙはすべてここから始まりました。

ぜひ、みなさまのお手元に末永く置いていただけたら幸いです。

精神科医Ｔｏｍｙ

本書は、セブン&アイ出版より刊行された『おネエ精神科医のウラ診察室』を、文庫収録にあたり再編集のうえ、改題したものです。

精神科医《せいしんかい》Tomy《とみー》の心《こころ》が凹《へこ》んだときに読《よ》むクスリ

著者　精神科医Tomy（せいしんかい・とみー）
発行者　押鐘太陽
発行所　株式会社三笠書房
〒102-0072 東京都千代田区飯田橋3-3-1
電話　03-5226-5734（営業部）03-5226-5731（編集部）
https://www.mikasashobo.co.jp
印刷　誠宏印刷
製本　ナショナル製本

©Seishinkai Tomy, Printed in Japan　ISBN978-4-8379-6954-9　C0130

王様文庫

つい、「気にしすぎ」てしまう人へ

水島広子

こころの健康クリニック院長が教える、モヤモヤをスッキリ手放すヒント。◎「他人の目」が気にならなくなるコツ　◎「相手は困っているだけ」と考える　◎「不安のメガネ」を外してみる……etc.　もっと気持ちよく、しなやかに生きるための本。

いちいち気にしない心が手に入る本

内藤誼人

対人心理学のスペシャリストが教える「何があっても受け流せる」心理学。◎「マイナスの感情」をはびこらせない　◎〝胸を張る〟だけで、こんなに変わる　◎「自分だって捨てたもんじゃない」と思うコツ……etc.「心を変える」方法をマスターできる本！

ちょっとだけ・こっそり・素早く「言い返す」技術

ゆうきゆう

仕事でプライベートで――無神経な言動を繰り返すあの人、この人に「そのひと言」で、人間関係がみるみるラクになる！　＊たちまち形勢が逆転する「絶妙な切り返し術」　＊キツい攻撃も「巧みにかわす」テクニック……人づきあいにはこの〝賢さ〟が必要です！

K30540